KB139963

경락으로 알아보는 인체

경락의 해부학적 구조 및
기혈의 인체순환 방식

내일을여는지식 / 의학 1

경락으로 알아보는 인체

경락의 해부학적 구조 및
기혈의 인체순환 방식

김유성 지음

한국학술정보㈜

차례
....

Ⅲ. 경맥의 형체와 구조적 특성   61

Ⅰ. 서론

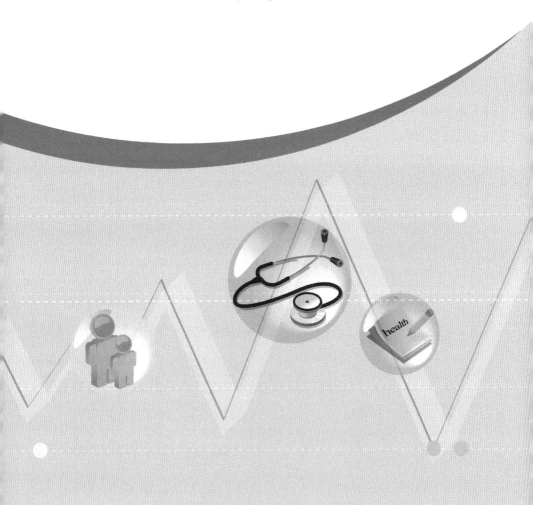

1. 연구의 문제와 목적

경락은 전신에 두루 퍼져 있는데 인체의 기, 혈, 진액이 운행하는 주요 통로이며 인체의 각 부분이 서로 연결되게 하는 길이며, 경맥과 낙맥의 양 부분을 포괄한다. 경맥은 경락 중의 주된 간선이고 대체로 깊은 부위에서 순행하며 일정한 순행경로가 있고, 낙맥은 경맥의 분지이다[1]라는 것이 경락에 대한 한의학적 정의이다. 경락은 한의학에 있어서 인체의 생리기능을 조절하고 병리현상이 나타나는 가장 중요한 인체의 구성부분이다.

인체의 구성 부분으로서 경락은 아직 그 실체가 과학적으로 증명되지 못한 상태에 있는데, 일부에서는 그 실체가 일정한 통로로서 인체에 별도로 존재함을 증명해 보려는 노력을 기울이는 한편, 많은 학자들은 신경조직적인 면에서 해석하려는 경향을 보이고 있다. 북한의 김봉한은 1960년대에 살아 있는 생체에서만이 발견할 수 있는 아주 미세한 인체조직인 봉한관이 있음을 주장[2][3]한 바

---

1) 김완희: 『한의학 원론』, 2003, p.135.
2) Kim, B. H.: 『On the Kyungrak System』, 1964.

있고, 일부 학자들은 자기력 이론이나 量子力學, 인체 전기의 흐름 등으로 설명해 보려는 노력을 하고 있다.[4] 경락의 실체 규명 노력과 더불어 경락의 인체 생리기능 조절기전에 관한 연구도 광범위하게 전개되고 있지만 많은 학자들은 신경조직의 생리 조절 기능으로 설명할 수 있는 연구결과들을 주로 발표하고 있다.[5]

경락의 인체 생리기능 조절에 중요한 역할을 하고 있는 것은 경락을 운행하는 기, 혈, 진액인데, 기혈의 경락순행경로와 인체순환 방식은 현대의학에서 밝히고 있는 혈액의 인체순환과 체내 수액 대사 방식과는 매우 다르게 나타나고 있다. 기의 실체가 아직 규명되지 못하고 있는 상태에서, 비록 한의학에서 언급하는 기혈 중의 혈이 현대의학에서 말하는 혈액과 같은 것이라 할지라도, 기혈의 경락순행이 현대의학에서 말하는 혈액의 인체순환과 동일한 것이라고 단정할 수 있는 단계는 아니다. 그러나 『황제내경』에서도 기와 혈은 이름은 다르나 같은 부류의 것[6]이라 규정하고 있으므로 기혈의 인체 운행이 혈액의 인체 운행과 전혀 다를 수는 없지 않겠는가 하는 의문점은 많은 사람들이 가지고 있고 필자도 그중의 한 사람에 속한다.

한의학 정설에 의하면 중초에서 얻어지는 인체의 기혈은 수태음 폐경을 따라 수부 말단으로 음승하여 수양명 대장경으로 이어지고, 수부 말단에서 수양명 대장경을 따라 양강하여 두면부로 내려가

3) 생활의학 연구회 편역: 『경락의 대발견』, 1993, p.64

4) Mann, F.: 『Acupuncture』, 1973, p.5.

5) Filshie, J & White, A.(ed.): 『Medical Acupuncture』, 1998.

6) 배병철 역: 『靈樞』, 2001, p.212(營衛者精氣也血者神氣也 故血之與氣異名同類焉. 營衛生會).

족양명 위경으로 이어지며, 두면부에서 족양명 위경을 따라 족부 말단으로 계속 양강하여 족태음 비경으로 이어진다. 족부 말단에서 기혈은 족태음 비경을 따라 음승하여 흉복부의 비위에 속락하고 거기서 다시금 전기와 유사한 방식으로 수소음 심경 - 수태양 소장 경 - 족태양 방광경 - 족소음 신경 - 수궐음 심포경 - 수소양 삼초경 - 족소양 담경 - 족궐음 간경을 따라 십이경맥을 순차적으로 순행한 다음 수태음 폐경으로 다시 들어가 새로운 인체순환을 계속하여 반복하고 있는 것으로 되어 있다. 즉, 혈액이 기와 함께 인체의 십 이경맥을 순차적 직렬순행방식으로 순환하고 있다는 것이다.

이 학설은 하늘과 땅을 기준으로 하여 사람이 손을 하늘로 향하고 서 있는 자세에서 음기의 상승과 양기의 하강 원칙만을 적용한 이론으로, 주로 『영추』「경맥」의 내용을 중심으로 체계화한 것이다. 이와 같은 기혈의 인체순환론은 음양오행론의 근본 원리에 부합하지 못하는 점들이 있고, 한의학 정설로 정립되어 있는 오장육부의 상생상극 관계 이론이나 병증의 轉變過程에 대한 이론을 효과적으로 설명하기에도 어려운 점이 있다. 특히 기혈이 십이경맥을 차례로 따라가며 인체를 일방통행 방식으로 순환하는 체계는 인체의 생리기능과 병리현상을 효율적으로 조절하기가 매우 어려운 순환체계이다. 특히나, 한의학의 원전인 『황제내경』을 집필하던 시기에는 이미 인체의 오장육부와 혈관에 대한 해부학적 지식들이 많이 축적되어 있었을 것이고, 더구나 외부로 나타나는 수많은 정맥 혈관의 흐름이 십이경맥의 순행경로와 일치하지 않음을 모를 리 없었을 것이다.

이에 필자는 상기와 같은 문제의식으로 기혈의 인체순환방식에 대한 논문이나 서적들을 찾아보았으나, 이 분야에 대한 별다른 연구결과물을 발견할 수가 없었다.[7] 다만 인체의 생리기능과 병리현상 조절에 가장 중요한 기능을 수행하는 십이경맥의 오수혈의 기혈 유주방향이 모두 수족 말단에서 인체의 중심을 향하는 구심성으로 이루어지고 있다는 내용이 일부 경맥의 정상적 순행 방향과는 정반대의 방향이라는 점에서 관심이 가는 점이었다. 또 하나의 중요한 발견은『黃帝內經』보다 조금 앞선「足臂十一脈灸經」과「陰陽十一脈灸經」은 그 순행이 현행 학설과는 달리 모두 구심성으로 되어 있다는 점이고,[8] 경혈 배열방법에 있어서는 皇甫謐과 孫思邈은 구심성으로 배열한 반면, 6/7세기 손사막과 동시대 인물인 楊上善은 경혈 배열방법을 기혈의 순행 방향과 일치시켰다는 차이점에서 필자의 관심을 더욱 증폭시켰다. 이러한 점들은 필자로 하여금 기혈의 경맥순환경로에 대해 현재의 정설과는 다른 해석을 해 볼 수도 있는 여지가 있을 수도 있다는 생각에 이르게 하였다.

양상선의 학설이 오늘날까지 정설로 이어져 내려오고 있으며, 이후 한의학은『황제내경』을 일종의 철학적 經典으로 여겨 많은 주석서와 발전된 임상 처방서는 발간하였으나 비판서는 거의 없고 오늘날에도 내경에 대한 비판적 고찰은 여러 가지 이유에서 삼가는 형편이다. 황제내경의 내용을 비판하기 위해서는 우선 음양오행론의 근간을 이루는 기의 실체 규명이 선행되어야 할 것이다.

그럼에도, 본 연구의 목적은 인체의 기, 혈, 진액을 규명하거나 경맥의 실체를 밝히려는 데에 있지 않고, 이것들의 존재를 가정한

---

7) 김교빈, 박석준 외:『동양철학과 한의학』, 2005, p.88.
8) 이재동, 김남일:『중국 침뜸 의학의 역사』, 1997, p.45.

가운데 지금까지 정설로 확립되어 온 경맥의 인체순행경로와 기혈의 유주에 대해『황제내경』을 중심으로 관련 문헌들을 재해석하여 황제내경의 저자들이 생각했음 직한 그 순행경로와 유주 체계를 재구성해 보고 기혈의 인체순환방식의 원칙들을 도출해 보고자 한다. 아울러 이러한 기혈의 인체순환을 가능하게 하는 경락의 해부학적 구조를『황제내경』의 내용을 기초로 재구성해 봄으로서 경락이 인체에서 분포되어 차지하고 있는 외형적 크기와 면적과 부피 등의 형체를 그려 보고, 경락조직의 수축과 팽창, 색택의 변화 등과 같은 병리변화의 양상들을 살펴봄으로써 경락이 가지고 있는 생체조직으로서의 특성들을 규명해 보고자 한다.

2. 가설의 설정

경락을 순행하는 기, 혈, 진액 중 혈액과 진액은 그 실체가 존재하고 있지만, 기의 실체는 밝혀지지 않고 있는 가운데 다만 그 기능들이 심리적, 신경학적, 내분비학적, 면역학적인 효능의 발현으로 설명되고 있고,[9] 한의학에서도 기의 기능을 추동작용, 온후작용, 방어작용, 기화작용, 고섭작용 등으로 설명하고 있다.[10]

현재의 기혈의 경락순행 학설은 하늘과 땅을 기준으로 한 자연계에서 사람이 손을 하늘로 향하고 서 있는 자세에서 음기의 상승

---

9) Kubny, M.:『Qi−Lebenskraftkonzepte in China』, 2002, p.429.
10) 김완희: 前揭書, pp.123 − 124.

과 양기의 하강 원칙만을 적용한 이론이다. 이와 같은 기혈의 인체순환론은 전기한 바와 같은 음양오행론적 근본원리와의 불일치 문제 내지 인체 생리 조절상의 비효율성 등을 내포하고 있다.

이런 문제점들을 바탕으로 필자는 소우주인 인체를 기준으로 하여 팔을 내리고 정상적으로 서 있는 자세에서 인체의 기혈이 음기의 원심성 운동과 양기의 구심성 운동[11][12]을 원칙으로 순행한다는 가설과 아울러 하늘과 땅을 기준으로 하는 음승양강의 원칙도 적용하는 가운데 『황제내경』에 나오는 모든 기혈의 순행경로인 경별과 낙맥 관련 내용들도 포함시켜 기혈의 인체순행경로를 새로이 구성해 보고, 순행방식의 원칙들을 도출해 보고자 했으며, 아울러 이러한 기혈의 인체순환을 가능하게 하는 경락의 구조적 형체와 생체조직적 특성들 찾아보고자 했다.

한의학의 이론적 기초는 음양오행론[13]이다. 인체의 오장육부는 음양과 오행으로 구분되며, 인체의 기능도 또한 음양과 오행으로 작용한다. 경락을 순행하는 기, 혈, 진액 또한 음양과 오행의 법칙

---

11) 배병철 역: 『素問』, 1999, p.541(夫陰與陽 皆有腧會 陽注於陰 陰滿之外 陰陽勻平 以充其形. 調經論)

12) 배병철 역: 上揭書, p.86(淸陽發腠理 濁陰走五臟 淸陽實四肢 濁陰歸六腑. 陰陽應象大論).

13) 음양오행학설의 한의학 적용에 대한 詳說은 김완희 저 한의학 원론을 참조 바라며, 여기서는 본 연구에 필요한 정도에서 우주 만물과 현상을 음양과 오행에 따라 구분해 본다.
   (1) 대우주에서의 구분
      대우주는 혼돈의 무극이며 무의 상태로서 음양과 오행의 원리를 초월한다.
   (2) 지구 환경적 우주(자연계)에서의 구분
      〈음양〉

구분	공간	시간	계절	성별	온도	중량	명도	운동 상태
양	하늘	낮	춘하	남	열	경	밝음	하강, 구심, 운동
음	땅	밤	추동	여	한	중	어둠	상승, 원심, 정지

      〈오행〉

하에 생성, 전화, 소멸되면서 운행하며 작용한다. 음양론은 음양의 분열과 전화와 화합의 이론이다. 오행론은 음양의 상호 작용에 의해 생성된 하나의 통일체가 음양의 분열과 전화의 변화 속에서 목화토금수(生長化收藏의 반복순환론 내지 生長壯老已의 변화소멸론)의 단계로 자체 변화 내지 순환하는 과정을 설명하는 이론이며, 또는 하나의 통일체적 관계로 구성되어 있는 5가지 요소들이 상생, 상극 등으로 상호 작용하는 상관관계를 설명하는 이론이기도 하다.

인체는 오장육부로 구성되어 있는 하나의 음양통일체이며, 음양오행론에 따라 변화하여야 한다. 또한 인체를 구성하고 있는 오장육부들도 제각기 하나의 음양통일체로서 존재하며, 각각 자체적으로 음양오행론에 따라 변화하여야 한다.[14) 따라서 오장육부에 기

오행	계절	기후	방위	오색	오미	생물 발전
목	봄	바람	동	청	신맛	생
화	여름	더위	남	홍	쓴맛	장
토	장하	습기	중앙	황	단맛	화
금	가을	건조	서	백	매운맛	수
수	겨울	한랭	북	흑	짠맛	장

(3) 소우주(인체)에서의 구분
〈음양〉

구분	인체 부위			조직 구조			기능 활동상태		
양	표면	등	상부	피모	육부	기	위	흥분	구심성	항진
음	내면	배	하부	근골	오장	혈	영	억제	원심성	쇠퇴

〈오행〉

오행	장부	오관	조직	정지	생명활동
목	간, 담	눈	근	노	생
화	심, 소장	혀	맥	희	장
토	비, 위	입	기육	사	장
금	폐, 대장	코	피모	비	노
수	신, 방광	귀	골	공	이

혈을 공급해 주는 통로인 경락들도 최소한 두 가지 기능을 발휘할 수 있어야 한다. 하나는 인체를 하나의 통일체로 연결해 주는 기혈의 통로로서의 기능이며, 또 다른 하나는 각각의 장부가 각각 하나의 독립적 통일체로서 음행오행론에 따라 변화할 수 있도록 기혈을 공급해 주고 순환시켜 주는 통로로서의 역할을 하여야만 한다. 인체가 음양의 조화로 이루어진 하나의 통일체이듯이 오장육부도 각각 음양의 조화로 이루어진 하나의 독립적 통일체로서 각각의 장부에도 음양의 상호 작용과 오행의 변화가 자체적으로 일어나야 하는 것이다.

그러나 정설로 확립되어 내려온 경락학설에는 십이경맥과 낙맥들을 통한 기혈의 인체순행과 유주에 대한 것만 설명되어 있을 뿐, 오장육부 각각의 장부 자체로서의 개별적, 내부적인 기혈순환에 대한 설명은 분명하게 잘 나타나 있지 않다. 예를 들어, 현존 학설들은 폐 경락을 운행하면서 폐에 기혈을 공급한 기혈이 나머지 11경락을 다 돌고 난 다음에서야 다시금 폐 경락으로 회귀하는 것으로 설명하고 있으나, 이것만으로는 각각의 장부 자체에서 독립적으로 일어나는 음양오행론적 변화를 완벽하게 설명할 수 있는 논리가 못 된다. 즉, 독립체로서의 각각의 장부와 연관된 경락 하나하나의 내부적 기혈순환이 보완되어야만 보다 완벽한 음양오행의 논리가 성립할 수 있다는 것이다. 다행히도 『황제내경』에는 이것을 뒷받침해 줄 수 있는 내용들이 많이 발견된다.

인체에 관한 한, 오행론은 때로는 통일체로서의 한 존재의 생명 활동의 生長化收藏 내지 生長壯老已를 나타내기도 하고, 때로는

---

14) 김완희: 前揭書, pp.71 - 72.

서로 다른 다섯 가지 요소들이 하나의 통일체의 안정된 상태를 유지하기 위한 상생, 상극 등 상호 작용의 모델로 설명되고 있다. 전자는 하나의 통일체가 생성, 성장, 전환, 소멸하는 변화과정의 5단계를 말하는 변화과정론적 오행론이라 할 것이고, 후자는 통일체의 안정된 상태를 유지하기 위해 상호 작용을 하는 5가지 요소들의 관계를 설명하는 상관관계론적 오행론으로 이해할 수가 있다.[15][16]

한의학에서의 오행론은 사람이 태어나서 죽을 때까지의 생장장노이를 설명하고 있다기보다는 간, 심, 비, 폐, 신으로 대표되는 인체의 십이장부들이 목화토금수의 5가지 요소들로 구분되어 인체를 안정된 상태로 유지해 나가는 상호 작용의 과정을 주로 설명하고 있다. 엄격히 말해서 한의학에서의 오행론은 인체의 생장장노이를 설명하는 변화과정의 오행론이라기보다는 인체 생리의 안정을 유지하기 위한 오장육부 5요소들 간의 상관관계론이라고 말할 수 있다. 따라서 오장육부는 각각 하나의 통일체로서 독립적이면서 또한 상호 의존적인 관계에 있는 것이다.

그런데 현재의 경락학설의 정설에 따르면 순행경로상으로 선행하는 장부가 후속하는 장부에 대해 절대적 영향을 미칠 수밖에 없는 형태를 취하고 있는 것이다. 즉 후속 경락은 선행 경락으로부터 변질되고 소모된 기혈을 받아들일 수밖에 없는 구조로 되어 있다. 게다가 십이경맥의 기혈순행 순서마저도 목화토금수라는 오행

---

15) 김교빈, 박석준 외: 前揭書. 2005, p.137.

16) 필자는 인체에 적용하는 오행론을 5과정 반복순환론적 오행론(낮과 밤, 계절 등의 순환에 따른 인체 생리의 순환 변화), 5단계 변화소멸론적 오행론(태어나서 성장하고 죽어 가는 생명의 생멸과정), 5요소 상호작용론적 내지 상관관계론적 오행론(오장육부 등 인체 구성요소들 간의 상호 작용 및 관계)으로 각각 구분하여 논하고자 함.

의 전변순서와 합치하지 않고 있다. 한의학 임상의 실제에 있어서도 기혈의 경맥순행 차순은 적용되는 바가 거의 없고, 심지어 오행침법을 비롯한 모든 자침법에서조차도 경맥의 순환경로의 전후관계는 전혀 고려되고 있지 않다. 다만, 자오유주법에서 각 경맥의 기혈이 왕성하게 되는 시간이 십이경맥의 배열순서에 따라 폐 - 대장 - 위 - 비 - 심 - 소장 - 방광 - 신 - 심포 - 삼초 - 담 - 간으로 시간에 따라 변화된다고 하고 있지만,17) 이것도 기혈의 시간대별 음양소장의 변화에 따른 경맥별 경혈의 開闔18) 순서를 말하고 있을 뿐 기혈의 경맥순환 순서를 말하고 있는 것은 아니다. 실제로 기혈의 순환이 전기의 순서대로 일렬종대의 형상으로 이행된다면 중간의 경맥에서 기혈이 쇠하면 후속 경맥에 그 영향이 미쳐야 하는데 그런 현상에 대한 설명은 어디에서도 찾아볼 수가 없다.

　기혈은 순행만 하는 것이 아니라 역행, 횡행, 응체되기도 한다는 내용은 황제내경 속에서 쉽게 발견할 수가 있는데, 기혈순행이 경락을 흐르는 기혈 음양의 질과 양의 변화에 따라 그 순행 방향과 성질이 달라질 수가 있고 그에 따라 장부 상호간에 형성되는 오행의 정상적인 작용에 변화를 일으킴으로써 인체의 생리기능이 영향을 받게 된다는 것이다. 그런데 십이경맥의 순차적 기혈순행 구조는 인체가 정상적인 생리기능을 유지할 수 있는 구조로서는 별로 효율적이지가 못한 구조일 뿐만 아니라, 특히 침술 등을 적용하여 인체의 병리현상을 회복시키기 위한 경맥의 기능 조절에는 경맥의 종류에 관계없이 하나의 경맥으로 나머지 모든 경맥을 조절할 수

---

17) 임종국: 『침구치료학』, 2001, p.674.
18) 임종국: 上揭書, p.670.

도 있는 구조로 설명될 수도 있다. 더구나 일부 십이경별의 기혈 순행은 본 경맥의 순행 방향과는 반대로 흐르고 있어 기혈의 순행 방향에 지대한 영향을 미칠 수 있는데, 이에 대한 고려가 거의 배제되어 있는 상태이다.

상기와 같은 논리적 모순과 사고의 결함을 극복하고, 음양오행 론에 보다 부합하는 기혈순행체계를 재구성해 보고자 필자가 설정하고 있는 가설은 다음과 같다. 즉, 인체를 순행, 유주하는 기, 혈, 진액들은 오장육부와 연관되어 있는 각각의 경맥과 경별을 개별적, 내부적으로 순환 유주함과 동시에 표리관계에 있는 경맥 상호간에 원심성 순행과 구심성 순행을 하는 하나의 순환 고리를 형성하여 음양 관계를 유지하는 가운데 각각의 장부들이 제각각 본연의 기능을 수행함으로써 오장육부 상호간에 오행의 상관관계가 형성되며 이에 따라 인체의 정상적 기능이 유지되고 있다는 것이다. 또한 기혈은 異名同類로서 한 몸의 형체로 경락을 순행하고 있으므로 경락의 구조적 근간은 혈맥과 혈락이 될 수밖에 없고, 기혈이 경락을 운행하면서 順行은 물론 횡행, 역행도 하고, 사기 등 각종 병인에 의한 병리변화를 일으키고 있으므로 경락의 조직이 손상되거나 변형되는 현상이 가시적으로 나타나고 있다는 것이다.

3. 연구의 방법

경맥의 순행경로와 유주의 양상들을 밝히기 위해서는 경맥의 실체와 기혈의 실체를 찾는 노력이 전제되는 것이 바람직하지만, 본 연구에서는 실체 규명은 논외로 하고, 『황제내경』을 기초로 하여 정설로 확립되어 온 경맥의 순행경로와 유주를 음양오행론의 원리에 따라 재해석해 보고, 경맥의 구조적 형체와 생체조직적 특성을 밝혀 보고자 하는 연구목적하에 『황제내경』의 저자들이 표현하고자 했던 바를 『금석 황제내경, 영추』(배병철 역, 성보사, 1999), 『금석 황제내경, 소문』(배병철 역, 성보사, 2001)을 원본으로 하고 이와 관련된 각종 문헌들을 고찰하는 방법으로 연구해 보고자 한다. 단, 필자의 견해가 『금석 황제내경』의 한자 원본, 한글번역본, 주기 등과 다를 때에는 이를 주기에 명기한다. 한의학적 용어에 대해서는 『한의학 원론』(김완희, 성보사, 2003)에 정의되어 있는 바에 따르는 것을 원칙으로 하되, 필자의 의견과 다른 점에 대해서는 본 연구서에 필요한 한도 내에서 별도의 정의를 하거나 주기에 명기한다.

Ⅱ. 이론적 배경

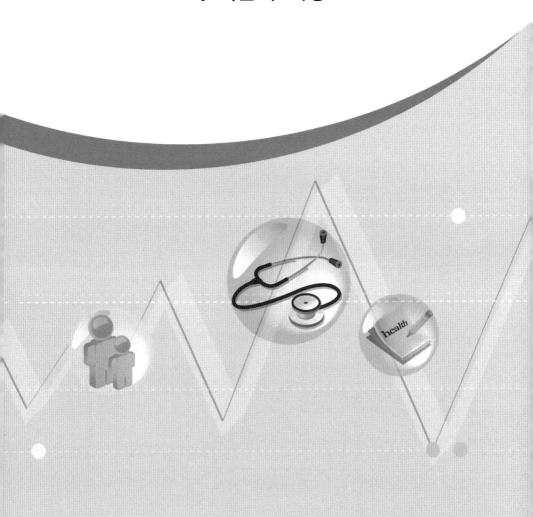

1. 기혈

1) 인체의 기

기에 대한 정의는 매우 광범위한데[19] 본 연구에서 다루고자 하는 기는 인체의 기이다. 인체의 기는 상초에서 시작하여 오곡의 정미를 전신에 산포하고 피부를 온후하고 형체를 충실히 하며 모발을 윤택하게 하는 것이 마치 안개이슬이 만물을 적시는 것과 같다.[20]

인체의 기 중 가장 기본적인 것은 眞氣(元氣)이다. 진기는 선천지기인 腎 중의 精氣, 비위의 흡수운화에 의해 생긴 수곡의 기와 폐에서 흡수한 天氣의 세 부분이 결합되어 조성된 것으로, 이것은 전신에 유행하여 없는 곳이 없고 이르지 않는 곳이 없으며 인체 내의 모든 기는 모두 진기에서 비롯된다. 인체의 장부, 경락 등의 조직은 모두 진기가 승, 강, 출, 입하는 장소이며,[21] 전신을 유행하

---

19) Kubny, M.: 前揭書, 2002, pp.2 – 4.
20) 배병철 역: 『靈樞』, 2001, p.286(上焦開發宣五穀味 熏膚充身澤毛若霧露之漑 是謂氣. 決氣).

고 분포되는 진기의 분포 부위와 작용에 따라 宗氣, 營氣, 위기, 장부의 기, 經氣(경락의 기) 등의 여러 명칭으로 분류된다. 영기, 위기는 혈과 함께 작용하며,[22] 장부의 기, 경기는 인체의 器官에 분포되어 있다. 영기는 진액을 분비하여 맥으로 들어가 혈이 되는 것이고,[23] 위기는 사자말단, 분육, 피부 사이로 운행하는 것이다.[24]

宗氣는 흉중에 쌓인 기로서 종기가 흉중에 적취된 곳을 氣海 또는 膻中이라 하며, 종기는 기해로부터 氣道(폐경)로 상주하고 기가로 하주한다.[25] 즉, 종기는 기도를 주행하여 호흡을 조절하고 심맥을 관통하여 심장의 박동을 추동시키고 조절하므로 기혈의 운행과 유관한 인체의 기이다.[26] 오장육부의 바다인 충맥이 소음경을 거쳐 양명경의 기가로 나와 하주하여 족삼음경의 기혈을 족부 말단으로 추동하는데,[27] 만약 종기가 하행하지 못해 맥 중의 혈이 응결하여 정류하면 족부 궐역이 발생한다.[28] 종기는 또한 십이경맥과 365낙맥의 기가 두면부에서 합하여져 코로 나오는 기를 말하기도 하며,[29] 위경의 대락인 虛里가 횡격막을 뚫고 폐로 올라가서

21) 김완희: 前揭書, p.121.

22) 배병철 역: 上揭書, p.212(營衛者精氣也 血者神氣也 故血之與氣 異名同類焉. 營衛生會).

23) 배병철 역: 上揭書, p.512(營氣者 泌其津液 注之于脈 化以爲血. 邪客).

24) 배병철 역: 上揭書, p.512(衛氣者 - 行于四末分肉 皮膚之間 而不休者也. 邪客).

25) 배병철 역: 上揭書, p.563(宗氣留于海 其下者 注于氣街 其上者 走于息道. 刺節眞邪).

26) 김완희: 前揭書, p.123(宗氣積于胸中 出于喉嚨 以貫心脈而行呼吸焉, 靈樞 邪客).

27) 배병철 역: 上揭書, pp.322-323(夫衝脈者 五臟六腑之海也 - 其下者 注少陰之大絡 出于氣街 - 下至內踝之 後屬而別 其下者 并于少陰之經 滲三陰 其前者 伏行出跗屬 下循跗入大指間 滲諸絡, 順逆肥瘦).

28) 배병철 역: 『靈樞』, 2001, pp.563-564(故厥在于足 宗氣不下 脈中之血 凝而留止. 刺節眞邪).

29) 배병철 역: 上揭書, p.58(十二經脈 三百六十五絡 其血氣皆上于面而走空竅 - 其宗氣上 出于鼻 而爲臭. 邪氣臟腑病形).

좌측 젖가슴 아래에서 느껴지는 맥동을 종기로 표현하고 있는바,[30] 종기는 여러 경맥의 기가 모인 상태로서, 진기가 승, 강, 출, 입의 氣機작용의 운동을 취한 상태로 표현된다. 기의 종주인 神[31]을 지키고 자연의 기를 호흡하여 본원으로 돌아가는 것을 귀종[32]이라 하는 것에서 종기가 인체의 기의 본원임을 알 수 있다. 『靈樞』「刺節眞邪」의 "有所結 中于肉 宗氣歸之 邪留而不去 有熱則化而爲膿 無熱則爲肉瘤"[33]에서 宗氣는 경맥을 흐르는 혈을 추동하는 기를 의미하고 있다.

선천지기 (腎精)	수곡지기 (脾胃)	天氣 (폐)

眞氣(원기)
혈, 진액의 생성

宗氣(흉중의 진기)
혈, 진액을 추동/호흡을 조절.

經氣 (경락의 기)	영기	위기	장부의 기	宗氣 (경맥상의 종기)

---

30) 배병철 역: 『素問』, 1999, pp.207－208(胃之大絡 名曰虛里 貫鬲絡肺 出于左乳下 其動應手 脈宗氣也. 平人氣象論).
31) 김완희: 前揭書, p.116(故神者 水穀之精氣也, 靈樞 平人絕穀).
32) 배병철 역: 『素問』, 1999, p.775(神守天息 復入本元 命曰歸宗. 刺法論－(亡)).
33) 배병철 역: 『靈樞』, 2001, p.568.

경맥을 따라 인체를 순환하는 진기의 2대 요소는 영기와 위기이다. 영기는 영혈과 함께 맥 내를 순행하고 위기는 진액과 함께 맥 외를 순행하는 것이 기본이지만, 위기는 낙맥을 통해 맥 내로 유입되고[34] 있으므로 영기와 위기가 맥 내를 함께 순행하고 있는 것이다.[35]

경맥을 순행하며 인체의 생·병리 작용을 주관하는 인체의 기도 氣의 일반적인 특성을 지니고 있는바, 기의 陽分과 陰分이 조화를 이루는 가운데 음양통일체를 형성하고, 그 통일체 내부를 끊임없이 순환하며 오행으로 변화한다.

인체를 하나의 독립된 소우주로 볼 때, 인체에서의 음양의 위치는 체간, 내부가 음분의 분포지이며, 사지 말단, 외부가 양분의 분포지가 된다. 인체를 하나의 지구 환경적 우주(자연계)의 종속체로 볼 때는 인체는 부수적으로 상방과 후방과 좌측이 양분이고 하방과 전방과 우측이 음분이다. 따라서 인체의 기는 陰分은 체간, 내부에서 사지 말단, 외부로 움직이려는 원심성의 성질이 있고, 기의 陽分은 사지 말단, 외부에서 체간, 내부로 움직이려는 구심성의 성질을 가지고 있다. 부수적으로 양분은 상방과 후방과 좌측에서 하방과 전방과 우측으로 향하려 하며, 음분은 하방과 전방과 우측에서 상방과 후방과 좌측으로 향하려는 성질을 가지고 있다고 규정할 수 있다.

---

34) 배병철 역: 前揭書, p.151(飮酒者 衛氣先行皮膚 先充絡脈 絡脈先盛則衛氣已平 營氣乃滿而經脈大盛, 經脈).

35) 임종국: 침구치료학, 2001, pp.133 - 134.

2) 혈

혈은 脾胃運化에서 내원한 수곡정기를 중초에서 받아들여 그 진액을 훈증하여 얻어진 정미한 것이 폐맥으로 들어가 홍색으로 변화한 것이며, 영기라고도 한다.[36] 중초에서 영기가 이슬과 같이 나와 위로 올라가 肌肉의 谿谷[37]에 들어가 손맥으로 스며들고 진액과 조화된 후에 붉은 혈액으로 변하는데 혈행이 조화로우면 먼저 손맥이 충만해진 다음 낙맥으로 흘러가며 낙맥이 충만해지면 경맥으로 흘러 들어간다.[38]

혈액은 진액 중 精專한 일부분이 맥 중에 주입되어 영기와 서로 결합되고 폐맥에 상주되어 만들어진다[39]고 되어 있는바, 진액과 혈과 기(영기와 위기)의 내원은 모두 수곡정기이고 이들 삼자는 상호 爲用되어 서로 밀접히 연계되어 있다. 진액의 다소가 혈액의 盈虧와 서로 영향을 미친다.[40] 진액은 체내의 모든 정상 수액의 총칭으로 주로 혈액을 제외한 체액을 가리키며 땀, 침, 위액, 장액, 오줌 등의 분비액과 배설액을 포함한다.[41] 진액의 생성, 수포, 배설은 폐, 비, 신, 위, 소장, 대장, 방광 등 장부의 생리활동과 밀접하게 상관되어 있다. 즉, 체내의 진액은 위가 수액을 수납하여 생

36) 김완희: 前揭書, p.126(此所受氣者 泌糟粕 蒸津液 化其精微 上注于肺脈 乃化而爲血 以奉生身 莫貴于此 故獨得行于經隧 命曰營氣. 靈樞 營衛生會).

37) 배병철 역: 『素問』, 1999, p.502(肉之大會爲谷 肉之小會爲谿. 氣穴論).

38) 배병철 역: 『靈樞』, 2001, p.623(中焦出氣如露 上注溪谷 而滲孫脈 津液和調 變化而 赤爲血 血和則孫脈先滿溢 乃注于絡脈 絡脈皆盈 乃注于經脈. 癰疽).

39) 배병철 역: 上揭書, p.623(津液和調 變化而赤爲血. 癰疽).

40) 배병철 역: 上揭書, p.212(奪血者無汗 奪汗者無血. 營衛生會).

41) 김완희: 前揭書, p.129.

성시키며, 비의 운화를 통하여 폐에 상수되고, 폐기의 선산숙강 기능으로 전신에 통조 수도시키며, 腎은 전신의 수액을 증등기화, 승청강탁시켜 진액을 전신에 포산시키고 나머지를 오줌으로 만들어 체외로 배출시키며,[42] 소장과 대장은 음식물이 통과할 때 비별 청탁하고 전화 조박하는 과정에서 진액을 흡수한다.[43] 진액은 또한 혈과 마찬가지로 기의 승, 강, 출, 입에 의지하고 장부의 기를 벗어날 수가 없다.

3) 기혈의 상관관계

인체의 기와 혈은 비위운화로 생성된 수곡정기와 폐맥의 작용으로 이루어진 것으로 眞氣의 생성장소와 血液의 생성장소가 肺脈으로 동일하다. 기와 혈은 모두 인체생명활동의 기본요소로서 양자 사이는 분별이 됨과 동시에 서로 떨어질 수가 없어서 상호의존, 상호위용의 밀접한 관계로 맺어져 있다. 혈은 영기와 함께 맥 중을 운행하므로 영혈이라고도 칭한다. 또한, 혈이 맥 중을 운행하도록 추동하는 힘은 종기이므로, 기는 혈과 하나가 되어 맥 중을 운행하며, 장부의 기에 의해 혈이 통섭된다. 기는 혈과 진액을 화생시키며, 운행시키고, 통섭하므로 氣爲血之師라고 한다. 반면, 전신의 기가 작용을 충분히 발휘하여 인체의 각 부분이 생리활동을 유지하게 하는 것은 혈의 충분한 영양공급에 의지하므로 血爲氣之

---

42) 배병철 역: 『素問』, 1999, p.254(飮入於胃 游溢精氣 上輸於脾 脾氣散精 上歸於肺 通調水道 下輸膀胱 水精四布 五經幷行. 經脈別論).
43) 배병철 역: 『靈樞』, 2001, p.131, p.137(是主津所生病者 - 是主液所生病者. 經脈).

母라고 한다.[44]

기혈은 서로 의존하여 공동으로 인체생명활동의 주요 구성요소로서 작용할 뿐만 아니라, 상호 위용되며 전신에 周流하여 인체의 생장발육을 촉진하고 생리활동을 유지시킨다. 만일 혈과 기가 불화하면 백병으로 변화하여 나타나며,[45] 혈은 기의 추동, 기화, 고섭작용이 없이는 인체를 운행할 수가 없고(氣行則血行 氣滯則血滯), 기는 혈의 영양작용이 없이는 氣機운동을 할 수가 없다.

기와 혈의 상관관계는 기는 기혈의 陽分이며 혈은 기혈의 陰分이다.[46] 진기는 분포 부위와 작용에 따라 여러 명칭을 가지고 있지만, 진기의 물질적 주요 구성성분은 영기와 위기이며, 營氣는 수곡지정기이고 衛氣는 수곡지한기이다.[47] 혈은 중초에서 수곡지기(영기와 위기)를 받고 즙을 취하여 붉게 변화시킨 것이므로[48] 血 속에는 영기와 위기가 포함되어 있다.[49] 기혈은 이름은 다르나 한몸[50]이며 陰分으로서의 혈은 수곡지기(영기와 위기)를 나르는 물질이 되고 陽分으로서의 기는 추동, 온후, 방어, 고섭, 기화작용을 하는 기능으로 나타난다.

혈의 모체인 진액은 기의 승, 강, 출, 입에 의지하여 맥 외를 순

---

44) 김완희: 前揭書, p.127.

45) 배병철 역: 『素問』, 1999, p.533, p.540(血氣不和 百病乃變化而生 - 人之所有者 血與氣耳 - 有者爲實 無者爲虛 故氣幷則無血 血幷則無氣. 調經論).

46) 배병철 역: 『靈樞』, 2001, p.528(少陽之人 多陽而少陰 經小而絡大 血在中而氣在外 實陰而虛陽. 通天).

47) 배병철 역: 『素問』 1999, pp.414-415(營者 水穀之精氣也 - 衛者 水穀之悍氣也. 痺論).

48) 배병철 역: 『靈樞』, 2001, p.287(中焦受氣取汁 變化而赤 是謂血. 決氣).

49) 배병철 역: 『靈樞』, 2001, pp.210-211(衛出于上焦 - 下注足陽明 常與營俱行. 營僞生會).

50) 배병철 역: 上揭書, p.212(營衛者精氣也 血者神氣也 故血之與氣 異名同類焉. 營衛生會).

행하는데, 맥 외를 순행하는 인체의 기는 위기이다. 즉, 맥 내에서는 영혈이 영기와 한 몸이 되어 경락을 순행하고, 맥 외에서는 진액이 위기와 한 몸이 되어[51] 기의 승, 강, 출, 입에 의지하여 인체를 순행한다. 그럼에도 영혈은 진액의 정전한 부분으로서 영혈에는 영기와 위기가 함께 포함되어 있다.

4) 기혈의 변질과 정상적 소모

기혈의 생성과정은 위에 설명한 바와 같다. 생성된 기혈은 순행 경로를 거쳐 전신에 수포되어 인체의 생리기능을 유지하는 데 소모된다. 소모되고 남은 기혈은 다시금 폐맥으로 되돌아가 새로 생성된 기혈과 혼합되어 인체순환을 반복한다. 내경에는 기혈의 소모에 대해 명확하게 언급하고 있는 부분은 없지만, 기의 허실과 혈의 누출과 응체에 대해 자세하게 설명하고 있음으로써, 기, 혈이 인체순환 과정에서 소모되거나 변질되고 있음을 시사하고 있다. 인체의 기는 원초적인 우주의 기와는 달리 인체 내에서 생성되고 생·병리작용으로 소모된다.[52]

기혈과 함께 정상적으로 생성된 진액은 땀, 오줌, 타액과 같이 정상적인 생리작용의 과정으로 분비, 배설되어 소모되고 있는데, 기와 혈의 정상적인 소모작용에 대한 구체적인 설명은 별로 없다. 다만, 기의 허실과 탈혈, 血瘀, 積 등 정상 생리상의 소모작용이

---

51) 배병철 역: 上揭書, p.495(氣上逆則 六輸不通 衛氣不行 凝血蘊裏而不散 津液澁滲, 百病始生).
52) 방사로 인한 腎精의 耗傷이나 대량 출혈에 따른 氣隨血脫 등은 기의 소모나 손실을 의미함.

아닌 기혈의 변질이나 손실과 같은 병리적 현상을 주로 언급하고 있을 뿐이다. 그렇지만 인체에서는 수곡지기와 천기의 지속적인 공급으로 기혈이 계속 생성되고 있고, 생성된 기혈은 인체의 경락을 반복 순환하는 것이 정상적인 인체의 생리이므로 정상 소모가 없는 기혈의 계속 생산은 기혈의 과잉 상태를 초래할 것이다. 기혈이 인체를 순환하는 과정에서 병리적 현상으로 변질되는 것은 잘 알려진 바와 같지만, 순환 과정에서 정상적인 소모현상도 발생한다는 사실을 보다 상세히 규명해 본다는 것은 매우 의미 있는 일이다.

폐맥에서 진기로 생성된 기혈은 경락을 통해 이동하여 장부와 기관의 생체조직에서 산포되어 기의 기능 수행과 혈의 자윤작용을 하면서 변질, 소모되고 나머지는 다시금 경락을 통해 폐맥으로 되돌아간다. 이 과정에서 생리 또는 병리적으로 혈은 누출되고 기는 소모되는 현상을 보이고 있다. 혈과 한 몸이 되어 경락을 순행하는 진기(영기와 위기)의 일부는 혈을 추동하는 종기로 전환되어 소모되고(추동작용), 일부는 경락을 운행하는 동안 경락의 기로 전환되어 소모되고(고섭작용), 일부는 장부에 산포되어 장부의 기로 전환되어 소모되고(기화작용), 피부 근골에 이르러서는 피부 근골을 유윤 자양하고 온후, 방어하여 그 일부가 소모된다[53]는 것이 필자의 의견이다.

血爲氣之母로서 기와 한 몸이 되어 기를 담아 나르는 혈은 인체순환 중에 응체되거나 탈혈의 병리적 변화를 보이고 있는데, 이것은 앞에 서술한 바와 같은 기의 기능들이 원활하지 못한 데에

---

53) 김완희: 한의학 원론, 2003, pp.123 - 124(한의학 원론에는 기의 기능에 대해서만 언급되어 있을 뿐 이에 따른 기나 혈의 정상적 소모 여부에 대해서는 언급이 없음).

따른 병리현상이다. 그러나 혈의 응체는 외형적, 질적인 변화이고 탈혈은 혈의 손실로서 정상적인 혈의 量的인 소모현상이라고 말할 수는 없다. 탈혈이 아닌 혈량의 정상적 감소는 진액과의 관계에서 일어난다. 脫血者無汗이란 표현은 땀으로 소모되는 액체는 혈액에서 온 것임을 말해 주고 있다. 즉, 혈도 경락을 순환하는 동안 진액과의 관계에서 한 몸이 되어 땀이나 기타의 다른 체액의 형태로 분비되고 배출되어 정상적인 생리현상 속에서 양이 줄어들고 있음을 알 수가 있는 것이다.

아무튼, 기혈의 원천인 수곡지기가 계속 공급되지 않으면 인체의 정상기능이 유지되지 않는다는 사실 하나만으로도 기혈이 정상 상태에서 경락을 순환하는 동안 생리상의 정상 소모가 이루어지고 있다는 가장 확실한 증거가 된다. 경락을 순행하는 혈의 부족현상인 허혈의 상태는 그 원인이 혈의 생성 부족이나 대량 탈혈일 경우가 있고, 특정한 경맥의 일부분을 순행하는 혈의 상태가 응체되어 국부적 허혈 상태를 일으키기도 하는데 이것은 혈의 정상적 소모와는 관계가 없다.

우선 이 자리에서 지적해 두고 싶은 것은 다음과 같다. 첫째, 기와 혈이 경락을 순환하는 동안 소모하는 양에 대해서는 정확한 수치를 알 수 없으나, 정상의 정도를 넘거나 모자라는 경우 병리현상이 일어나고 있다는 점에서 기혈은 생성 지점에서 출발, 경락을 통해 인체를 순행하고 다시 원점으로 돌아와 신생의 기혈과 혼합되어 진기를 보충받을 때까지는 인체순환 도중에라도 항상 적정한 양의 혈액과 진기를 내포하고 있어야만 하는 것이다. 둘째, 기혈이 경락순환 중에 정상 소모되고 변질된다는 사실은 기혈의 경락순행

방식에 중대한 영향을 줄 수 있다는 것이다.

2. 경락과 경맥

1) 경락의 구조와 기능

경락은 전신에 두루 퍼져 있는데 인체의 기, 혈, 진액이 운행하는 주요 통로이며 인체의 각 부분이 서로 연결되게 하는 길이다. 전신의 피육과 근맥은 부위별로 경락들이 각각 주관하고 있고,[54] 인체의 모든 장부, 기관, 공규 및 피부, 근육, 골격 등의 조직은 경락의 교통과 연결에 의해서 하나의 통일체로 이루어진다.[55]

경락은 인체의 종횡으로 연결되는 구조적인 개념이고, 경락의 종횡구조를 이루는 실체는 맥이다. 종으로 연결되어 분포되는 것이 경맥이고, 횡으로 연결되어 분포되는 것이 낙맥으로 맥이 그 실체를 이루고 있다. F. Mann은 경맥을 영역함에 있어 실체인 맥을 간과하고 구조적인 개념인 경에 초점을 맞추어 경맥의 경을 신경의 경과 연계시켜 보기도 하였지만,[56] 경은 신경의 본질과는 무관하며 단순히 간선통로로서의 의미밖에는 없다. 따라서 경과 낙은 종으로 흐르는 간선과 횡으로 흐르는 지선을 의미할 뿐이고, 맥이

---

54) 배병철 역: 上揭書, p.50(皮肉筋脈 各有所處者 言經絡各有所主也. 小針解).
55) 김완희: 前揭書, p.135.
56) Mann F.: 前揭書, p.37.

경락조직의 실체이기 때문에 경맥과 낙맥을 구성하는 생체조직의 (물질적) 소재의 특성은 동일한 것이다.

기혈의 순행통로인 맥을 공통분모로 하는 개념으로는 경맥과 낙맥, 손락(맥) 외에 혈맥, 혈락(맥), 浮絡(맥)과 氣脈[57]이 있다. 이들 모두를 통틀어 경락이라고 한다.

영기는 맥 내를 혈과 함께 운행하며, 맥 외에서는 위기가 진액과 함께 운행한다. 경락은 인체의 각 부분을 하나로 연결시켜 하나의 통일체로 만들고, 생리적으로 내외 상하를 연결하며, 기, 혈, 진액을 운행시키면서 음양오행론적 생리, 병리적 반응과 전도작용을 일으키는 계통구조이다.[58]

2) 경락계통의 구성

경락계통을 구성하는 근간은 십이경맥이다. 십이경맥은 각각 장부와 內屬하는 부분과 지절에 外絡하는 부분이 연결되어 있을 뿐만 아니라,[59] 臟과 腑 사이에는 표리가 되어 서로 속락하는 관계를 이루고 있다.[60] 십이경맥은 경맥이 체강 내로 들어가는 별행의 분지를 가지고 있는데, 이를 십이경별이라 칭한다. 경별의 분지가 운행하는 경로는 양경맥과 음경맥이 각기 다르다. 양경맥의 경별은

---

57) 배병철 역: 『素問』, 1999, p.53(此其天壽過度 氣脈常通 而腎氣有餘也, 上古天眞論): 배병철은 기맥을 기혈경맥으로 해석하였으나, 필자는 기가 순행하는 맥이란 의미로서의 기맥으로 받아들였음.

58) 김완희: 前揭書, pp.136 - 137.

59) 배병철 역: 『靈樞』, 2001, p.296(夫十二經脈者 內屬於臟腑 外絡於支節. 海論).

60) 임종국: 前揭書, p.187.

肢體에서 흉복부의 내장으로 진입한 후에 다시 頭項部로 淺出하여 원래 분출하였던 양경과 합하여진다. 음경맥의 경별은 본경 경맥에서 분출한 후에 그 경맥과 표리가 되는 양경의 경별과 병행하거나 회합하여 결국에는 표리관계에 있는 양경 경맥과 두면부에서 합류하여 양경의 통솔작용이 두드러지게 나타난다.[61] 즉, 십이경별을 통해 십이경맥의 기혈이 모두 흉복부와 두항부에서 회합하게 되는 것이다. 십이경맥과 경별의 명칭과 순행경로는 본론에서 상술하기로 한다. 경맥의 범주에 속하는 것으로서 십이경맥의 순행과는 다른 경로로 운행하는 8맥이 있는데 이를 奇經八脈이라 한다. 기경팔맥은 종으로 연결되는 십이경맥이나 경별과는 달리 십이경맥 중의 많은 경맥과 종횡으로 연결되어 운행한다. 경맥의 범주에는 십이경맥, 십이경별, 기경팔맥이 속한다.[62]

낙맥은 경맥에서 횡으로 분출하여 전후좌우로 분포되어 온몸을 망처럼 둘러싸고 있으며, 낙맥에서 분출된 가지인 손락[63]은 온몸을 보다 조밀하게 망상으로 감싸고 있다. 경맥을 운행하는 기혈은 낙맥과 손락으로 흘러 들어 전신을 적신다. 각각의 경맥에서 수없이 분출되어 낙맥으로 흐르는 맥기는 각각 표리장부의 낙맥으로 溝通 분포됨으로써 음양경맥의 낙맥이 상호 교통 연접하고 있다.[64] 십이경맥의 음양 각 경맥은 낙맥의 상호 구통 관계로 표리경맥의 관계를 더욱 강화하고 있다. 수많은 낙맥들 중에서 특히 낙혈 부위는 각 경맥에 속한 낙맥들의 맥기의 집합점이며 要樞가

---

61) 임종국: 前揭書, pp.193, 207.

62) 임종국: 前揭書, p.132 표.

63) 배병철 역: 『靈樞』, 2001, p.203(絡之別者爲孫絡. 脈度).

64) 임종국: 前揭書, pp.202−205.

되어, 15(또는 16)大絡이라 하며 전신의 낙맥들을 통솔한다.[65] 대락에는 15대락이 있지만,『靈樞』「四時氣」에는 대락에 대응하는 표현으로 소락이라는 표현도 나타나고 있고,[66] 또한 胃의 기혈이 흘러나오는 經隧를 오장육부의 대락이라고도 하고 있는데,[67] 이는 전기의 15대락과는 구분된다.

낙맥은 營衛氣血을 수송하여 전신의 조직을 삼관, 자양하는 작용을 하는데 이러한 작용은 주로 손락에 의해 완성된다. 손락(손맥)은 세소 밀포하여 망상으로 확산해서 전신조직과 접촉면이 매우 넓다. 경맥을 순행하는 영위기혈은 손락을 통하여 전신에 산포되어 모든 조직을 온양 자윤함으로써 인체의 정상 생리활동을 유지케 한다. 손락 중 피부의 표층에 부현하여 육안으로 관찰할 수 있는 것을 浮絡이라 칭하며,[68][69] 부락 중에 육안으로 볼 수 있는 세소혈관을 혈락[70]이라 칭한다. 손락은 피부의 표층에만 있는 것이 아니라 손락이 수송하는 영양의 공급범위는 내장과 지체를 모두 포괄한다.[71] 즉 손맥이 인체의 모든 조직과 장기에 산포되어 있다는 것이다. 낙맥 역시 인체의 모든 조직과 장부에 산포되어 있으며 표층에 있는 낙맥을 양락이라 하며, 내부층에 있는 낙맥을 음락이라고 한다.[72]

---

65) 임종국: 前揭書, p.207.

66) 배병철 역: 『靈樞』, 2001, p.220(取之太陽大絡 視其絡脈與厥陰小絡結而血者. 四時氣).

67) 배병철 역: 上揭書, p.447(胃之所出氣血者 經隧也 經隧者 五臟六腑之大絡也. 玉板): 여기서 경수가 의미하는 것은 胃之大絡인 虛里임.

68) 배병철 역: 上揭書, p.150(諸脈之浮而常見者 皆絡脈. 經脈).

69) 배병철 역: 『素問』, 1999, p.488(視其部中有浮絡者 皆陽明之絡也. 皮部論).

70) 배병철 역: 『靈樞』, 2001, p.260(腰脊强 取足太陽膕中之血絡. 雜病).

71) 임종국: 前揭書, pp.208 - 209.

경락계통과 관련된 부분으로서 十二經筋과 十二皮部가 있다. 십이경근은 십이경맥의 기와 혈이 근육과 관절에 結, 聚, 散, 絡되는 체계이며 십이경맥의 소속 부분인 인체의 四肢百骸이다. 십이피부는 전신의 피부를 12구역으로 나누어 십이경맥에 소속시킨 것으로 그에 소속되는 낙맥이 인체표면에 분포되어 있어서 피부의 색택, 敏感點들을 통하여 어느 경맥에 사기가 침습되었고 어느 부분의 질병에 속하는가를 알 수 있다.

3) 맥

맥에 대한 백과사전적 의미, 국어사전에서의 의미, 한의학 사전적 의미가 있지만, 맥과 관련된 다양한 단어들 가운데 중요한 것으로서 인맥, 산맥, 수맥, 광맥, 혈맥, 명맥, 전통의 맥, 筋脈[73][74] 등이 있다. 맥이란 연결된 흐름의 줄기를 말한다. 그 外緣은 산맥, 광맥과 같이 가시적인 경우도 있고, 인맥, 명맥과 같이 불가시적인 경우도 있으나, 대체적으로 筒管의 형태를 이루고 있지는 않는 모습이다. 예를 들어 근맥은 근육 자체가 줄기를 형성하고 있을 뿐 근육의 외연을 감싸고 있는 통관이 있는 것은 아니다.

맥이 비록 통관의 형태를 취하지는 않지만 거기에도 분명히 내외가 있다. 흐름의 줄기에 포함되는 부분은 맥의 내부이고 흐름의

---

72) 배병철 역: 『靈樞』, 2001, p.495(陽絡傷則血外溢 – 陰絡傷則血內溢. 百病始生).

73) 배병철 역: 『素問』, 1999, p.71(邪傷肝也 因而飽食 筋脈橫解 – 味過於辛 筋脈沮弛. 生氣通天論): p.663(筋脈不利 甚則胕腫. 五常政大論).

74) 배병철 역: 『靈樞』, 2001, p.230(氣口治筋脈. 寒熱病): p.274(諸脈虛則筋脈懈惰. 口問).

줄기에 포함되지 않는 부분은 맥의 외부이다. 인체의 맥을 순환하는 영기는 맥 내를 순환하고[75] 맥의 내외를 가르는 분명한 경계가 있는 것은 확실하다. 그러나 그 경계가 반드시 유형의 다른 물질로 만들어진 구조물일 필요는 없다. 실체가 없거나 보이지 않는 경계를 쉽사리 넘나들지 못하는 경우는 얼마든지 있다. 물리 화학적 조건이나 생리 환경적 조건으로 개방된 공간에서 일정한 경계를 넘지 못하는 현상은 얼마든지 볼 수 있다. 예를 들어 공중으로 올라가는 연기나 수증기는 주변과의 온도차이로 옆으로 확산되는 속도는 느리고 위로 상승하는 속도가 빠름으로 해서 일정한 상승 흐름의 줄기, 즉 상승흐름의 맥을 형성해 내고 있음을 눈으로 쉽게 확인할 수 있다. 그러나 거기에는 筒管 형태의 아무런 구조물은 없다.

인체의 기는 전신을 순환하면서 안개이슬과 같이 전신을 적시며 유주(산포)하고 있으므로, 기는 인체의 생리 환경적 조건에 의해 일정한 폭을 유지하면서 특정한 방향으로 순행하도록 되어 있는데, 그 생리 환경적 조건이 바뀌면 기 흐름의 속도가 달라지고 방향이 역류하거나 정체되며 정상 이상으로 기가 확산되거나 위축되는 형상을 그려 볼 수가 있다. 즉, 기혈의 순행통로인 맥은 하늘로 올라가는 수증기가 만드는 수증기의 줄기와 같은 것으로, 기혈이 인체를 순행하면서 생리 환경적 조건에 의해 만들어지는 기혈 흐름의 줄기와 같은 것으로 이해할 수도 있다는 말이다.

『內經』에서는 경맥, 낙맥, 혈맥[76][77], 氣脈이라는 표현은 있으나

---

75) 배병철 역: 上揭書, p.288(壅遏營氣 令無所避 是爲脈. 決氣), p.308(衛氣之在身也 常然幷脈循分肉 行有逆順. 脹論).

脈管 또는 血管이라는 표현은 없다. 혈맥은 경맥이나 낙맥의 일부분으로서 영혈이 순행하는 부분[78]으로서 맥의 내부에서 혈이 밖으로 흘러 나가지 못하게 보호하는 실체적 조직이다.[79] 管에 대한 언급으로는 『靈樞』「刺節眞邪」에 요척부는 인체의 큰 관절이며, 사지와 정강이는 사람의 보행하는 대통管(사람이 달리고 날아다니는 중추적인 기관)이라는 표현이 나올 뿐이다.[80]

管은 내부의 내용물과는 구별되는 외형적 구조물을 지칭하는 것으로 반드시 내부의 내용물을 포함하는 것은 아니다. 맥은 맥을 형성하는 내부의 내용물들에 의해 형성되는 줄기로서 반드시 내부의 내용물을 포함하는 개념이다. 맥 속에 내용물이 없어지면 맥도 없어진다. 광맥이 땅속에 묻혀서 맥을 이루고 있듯이 경맥, 낙맥 역시 통관을 이루고 있는 것이 아니고 인체 내부에서 일정한 공간을 차지하며 줄기를 이루고 있는 형태임을 말하고 있는 것이다. 이 줄기는 기혈순행경로의 생리, 환경적 조건 변화에 따라 순행과정에서 넓어지기도 하고 좁아지기도 하며, 깊어지기도 하고 얕아지기도 하고, 또한 상하 좌우종횡으로 그 흐름의 방향이 달라지기도 함으로써 병리현상의 원인이 되기도 한다.

그런데 『영추』「經水」에 皮膚色脈은 죽은 인체를 해부하면 볼 수 있는 것[81]이라고 밝히고 있어 경맥의 실체가 사람이 죽은 후에

---

76) 배병철 역: 上揭書, p.17(血脈者 在腧橫居 視之獨澄 切之獨堅. 九針十二原).

77) 배병철 역: 『素問』, 1999, p.300(夫邪去絡入於經也 舍於血脈之中. 離合眞邪論).

78) 배병철 역: 上揭書, p.186(夫脈者 血之府也. 脈要精微論).

79) 배병철 역: 『靈樞』, 2001, p.288(壅遏營氣 令無所避 是謂脈. 決氣).

80) 배병철 역: 上揭書, p.555(腰脊者 身之大關節也 股胻者 人之管以趨翔也. 刺節眞邪).

81) 배병철 역: 上揭書, pp.168-169(皮膚色脈 其生可度量切循而得之 其死可解剖而視之. 經水).

도 볼 수 있는 가시적인 인체조직임을 말해 주고 있고, 『영추』 「決氣」에 맥은 영기를 단속하여 벗어나지 못하게 하는 것으로서 맥에서 영기가 빠져나가면 그 속이 공허해진다[82]고 기술함으로써 그 실체성과 공간성을 설명해 주고 있다.

4) 경맥, 그리고 그의 다양한 명칭

경맥은 인체의 기혈을 상하로 운행시키는 가장 큰 줄기로서 십이경맥, 십이경별, 기경팔맥으로 구성되며, 경락의 근간을 이루고 있다. 경맥은 혈기를 운행시킴으로써 인체의 내외를 영양하고 근골을 유양하며 관절을 원활하게 하고, 위기는 분육을 온양하고 피부를 충실히 하며 주리를 유윤하고 피부주리의 개폐를 주관한다[83]는 점에서 경맥은 또한 낙맥과 손락, 혈맥과 혈락을 모두 포함하는 총체적 개념으로 통용되기도 한다. 경맥으로 생사를 결정지을 수 있고 만병을 다스리며 허실을 조화시킬 수 있으며,[84] 십이경맥은 사람이 생존하는 수단이고 질병이 형성되는 원인이요 환자를 치료하는 수단이고 질병을 치유하는 수단이다[85]라는 말 속에서도 경맥이 낙맥과 손락을 모두 포함하고 있음을 함께 말해 주고 있다. 경맥은 혈을 받아들여 이를 운행하고 있고,[86] 혈이 고갈되어 공허해

---

82) 배병철 역: 上揭書, p.288(壅遏營氣 令無所避 是謂脈－脈脫者 其脈空虛, 決氣).

83) 배병철 역: 『靈樞』, 2001, p.360(經脈者 所以行血氣而營陰陽 濡筋骨利關節者也 衛氣者 所以溫分肉充皮膚肥腠理司關合者也. 本臟).

84) 배병철 역: 上揭書, p.129(經脈者 所以能決死生 處百病 調虛實 不可不通也. 經脈).

85) 배병철 역: 上揭書, p.161(夫十二經脈者 人之所以生 病之所以成 人之所以治 病之所以起. 經別).

지면 근골, 기육이 영양을 받지 못하고 경맥이 손상되어 새어 나오며 오장을 졸여 오장이 손상되므로 죽음에 이를 수도 있다고[87] 하는데, 혈이 맥 외로 유출되어 경맥에 어혈이 생기는 현상은 손맥을 통해서 이루어지고 있음[88]을 보아서도 경맥은 손락까지 포함하는 경락 전부를 아우르는 총체적 개념으로 사용되고 있다고 할 수 있다.

경맥은 기혈이 역방향이나 순방향으로 출입하며 만나는 곳이며, 미세한 침으로 기혈의 운행을 조절할 수 있는 곳이며,[89] 정기뿐만이 아니라 외사가 침입하여 손맥, 낙맥, 경맥을 거쳐 장부에까지 들어가는 길이며, 장부의 병변이 경락을 통해 다른 장부에 영향을 미치기도 한다.[90] 이상의 설명들에서 경맥은 횡으로 뻗어 있는 낙맥과 손락, 혈맥과 혈락을 포함하는 개념으로서 큰 줄기를 형성하고 있는 모습으로 그려 볼 수가 있다. 즉 경맥은 낙맥과 손락, 혈맥과 혈락이 어우러져 형성하고 있는 상하로 뻗어 있는 큰 줄기로 이해할 수도 있다는 말이며, 더불어 경맥의 외연이 전후좌우 횡으로 상당한 범위에 걸쳐 있음을 의미할 수가 있다는 것이다.

『靈樞』「脈度」에 經隧라는 표현이 나온다. 십이경맥과 좌우 蹻脈, 임, 독맥을 합쳐 15개의 경맥은 기가 운행하는 大經隧이며, 경

---

86) 배병철 역: 上揭書, p.168(經脈者 受血而營之. 經水).

87) 배병철 역: 上揭書, p.626(血枯空虛 枯空則筋骨肌肉不相榮 經脈敗漏 薰于五臟 臟傷 故死矣. 癰疽).

88) 배병철 역: 『素問』, 1999, p.536(孫絡外溢 則經有留血. 調經論: 배병철 번역본에는 갑을경을 근거로 경을 낙으로 교정).

89) 배병철 역: 『靈樞』, 2001, pp.11-12(欲以微針通其經脈 調其血氣 營其逆順出入之會. 九針十二原).

90) 배병철 역: 『素問』, 1999, p.548(夫邪氣之客于形也 必先舍于皮毛 留而不去 入舍于 孫脈 留而不去 入舍于絡脈 留而不去 入舍于經脈 內連五臟. 繆刺論).

맥은 인체의 심부에서 운행하고, 여기서 갈라져 나와 횡으로 흐르는 것이 낙맥이고, 낙맥에서 갈라져 나온 것이 손락이다[91]라고 하였고, 또한 經隧는 胃의 기혈이 흘러나오는 곳이며, 오장육부의 대락이라고도 하였다.[92] 『靈樞』「官能」에는 經隧 좌우의 支絡(絡脈)에 밝아야 하며, 이들이 교회하는 곳도 모두 알아야 한다는[93] 표현이 나오는데, 전반적으로 보아 경수는 경맥과 낙맥과 손락을 포함하는 기혈의 통로로서의 일반적 명칭이다. 『素問』「調經論」에는 經隧는 음과 양이 함께 성하거나 혈과 기가 함께 성하여 질병이 이미 형성된 경우에 취혈하는 곳인데 경수를 취하여 영분에서 혈을 취하고 위분에서 기를 취하여야 하는바[94] 경수는 그 범위가 營分과 衛分을 함께 포함하는 어느 정도의 넓이를 가지고 있음을 말해 주고 있다. 또한 『素問』「調經論」에서 기가 남아돌면 그 경수를 사하되 경맥을 상하게 하여 출혈시켜서는 안 되며, 기가 부족하면 그 경수를 보하되 그 기가 빠져나가게 해서는 안 된다고[95] 하는 면에서는 경수가 경맥을 둘러싸며 경맥과 나란히 순행하는 통로로서 맥 내외의 기와 혈이 순행하는 통로로 보인다.[96]

---

91) 배병철 역: 『靈樞』, 2001, p.203(此氣之大經隧也 經脈爲裏 支而橫者爲絡 絡之別者爲孫絡. 脈度).
92) 배병철 역: 上揭書, p.447(胃之所出氣血者 經隧也 經隧者 五臟六腑之大絡也. 玉板).
93) 배병철 역: 上揭書, pp.534-535(審于調氣 明于經隧左右支絡 盡知其會. 官能).
94) 배병철 역: 『素問』, 1999, p.544(陰與陽幷 血氣以幷 病形以成 - 取之經隧 取血於營 取氣於衛. 調經論).
95) 배병철 역: 『素問』, 1999, p.536(氣有餘則瀉其經隧 無傷其經 無出其血 - 不足則補其經隧 無出其氣. 調經論).
96) 배병철 역: 上揭書, p.533(五臟之道 皆出於經隧 以行血氣. 調經論): 배병철은 경수를 경맥의 통로로 표현하였는데, 이는 경맥을 둘러싸고 있는 또 하나의 인체조직이 있음을 가정하는 것이다. 필자는 경수를 경맥과 낙맥과 손락을 포함하는 기혈의 통로로서의 일반적 명칭으로 본다. 경맥은 혈의 통로로서의 혈맥과 혈맥의 밖에서 혈맥을 둘러싸고 같이 동행하는 보이지 않는 기의 통로를 포함하는 개념이며, 경수도 이와 동일한 개념이다.

경맥의 다른 이름으로 大谷, 節, 大節이란 명칭도 나오는데,『素問』「五臟生成」에는 衛氣가 머무르고 사기가 침입하는 경맥을 큰 골짜기(大谷)라 표현하고 낙맥을 작은 산골의 물길(小谿)이라 표현하고 있다.97) 『素問』「寶命全形論」에는 십이경맥을 12절로 표현하기도 하였으며,98) 『靈樞』「經脈」에도 대절이란 표현이 나온다.99)

경맥과 낙맥을 통칭하는 또 다른 명칭으로 脈道가 있다.『素問』「太陰陽明論」에 사지가 수곡정기의 자양을 받지 못하여 기가 날로 쇠약해지고 맥도가 순조롭게 소통되지 않으니 근골 기육이 모두 기로서 생하지 못하므로(사지를) 쓰지 못하는 것이다100)라고 밝히고 있고,『素問』「玉機眞臟論」,『靈樞』「經脈」에도 맥도라는 표현이 나온다.101)102) 『靈樞』「邪客」에는 기의 허실을 조화롭게 하면 그 통로(道)가 잘 통하여 사기가 제거된다고 하였고,103) 『靈樞』「官能」에도 道를 기의 통로로 표현하고 있다.104)

『靈樞』「經脈」에는 수양명경의 한 줄기가 귀로 들어가 宗脈과 만난다는 말도 나오는데105) 楊上善은 宗은 總을 뜻하며, 귓속에서

---

97) 배병철 역: 上揭書, p.144(人有大谷十二分 小谿三百五十四名 – 此皆衛氣之所留止 邪氣之所客也. 五臟生成): 張介賓은 大谷을 팔과 다리의 12 관절이라 해석하고 있으며, 다른 여러 注에서 십이경맥의 부분이라고 해석한 것은 모두 잘못된 것이라고 하고 있다.

98) 배병철 역:『素問』, 1999, p.283(天有陰陽 人有十二節 – 知十二節之理者 聖智不能欺也. 寶命全形論): 馬蒔는 注에서 인체에는 십이경맥의 節이 있다고 하였다.

99) 배병철 역:『靈樞』, 2001, p.152(諸絡脈皆不能經大節之間 必行絕道而出 入復合于皮中 其會皆見于外 故諸刺絡脈者 必刺其結上 – 以瀉其邪而出其血. 經脈).

100) 배병철 역:『素問』, 1999, p.318(四肢不得稟水穀氣 氣日以衰 脈道不利 筋骨肌肉皆無氣以生 故不用焉. 太陰陽明論).

101) 배병철 역:『素問』, 1999, p.233(急虛身中卒至 五臟絕閉 脈道不通 氣不往來. 玉機眞臟論).

102) 배병철 역:『靈樞』, 2001, p.129(穀入于胃 脈道以通 血氣乃行. 經脈).

103) 배병철 역:『靈樞』, 2001, p.513(調其虛實 以通其道 而去其邪. 邪客).

104) 배병철 역: 上揭書, p.537(知其氣所在 先得其道. 官能).

수태양, 수소양, 족소양, 족양명의 낙맥이 모이는 곳이므로 종맥이라 한다고 주석하였다.[106] 『靈樞』「口問」에 오장육부가 요동하면 눈으로 모이는 종맥에 영향을 미친다[107] 함과 위가 공허하면 귀로 모이는 종맥이 허하다 함에서는[108] 종맥이란 오장육부의 모든 맥이 함께 모여 있는 것을 표현하는 것으로 판단된다.

『素問』「上古天眞論」에 경맥과 같은 개념으로 氣脈[109]이 나오는데, 기혈이 異名同類이듯이 기맥은 혈맥과 이명동류이고, 혈맥과 기맥을 합쳐 경맥이라 규정할 수 있는데, 이들 삼자는 또한 마찬가지로 이명동류라 말할 수가 있다.

3. 기혈의 순행, 순환과 流注(산포)

1) 순행, 순환과 유주

기혈은 폐맥에서 시작하여 십이경맥을 따라 循行하면서 낙맥과 손락을 통해 장부와 인체조직에 유주, 산포되고 다시금 경맥을 따라 순행하여 폐맥으로 돌아가는 방식으로 인체를 끊임없이 동일한

---

105) 배병철 역: 上揭書, p.155(手陽明之別 名曰遍歷 -其別者 入耳中合于宗脈. 經脈).

106) 배병철 역: 上揭書, p.155.

107) 배병철 역: 上揭書, p.274(目者 宗脈之所聚也 上液之道也 -心動則五臟六腑皆搖 搖則宗脈感 宗脈感則液道開. 口問).

108) 배병철 역: 『靈樞』, 2001, p.276(耳者 宗脈之所聚也 故胃中空則宗脈虛 虛則下 溜 脈有所竭 故耳鳴. 口問).

109) 배병철 역: 『素問』, 1999, p.53(此其天壽過度 氣脈常通 上古天眞論)

경로로 반복 循環한다. 기혈은 인체를 순환하면서 장부와 인체조직에 영기와 위기를 공급하고 생리기능을 유지시켜 인체의 생명을 보전한다. 기혈이 운반하는 영기와 위기는 경맥을 따라 인체를 순환하는 과정에서 장부와 인체조직에서 필요한 성질로 변하고 소모된다.

기혈과 함께 순환하는 영기와 위기가 고요하게 흘러가서 새어 나아가 장부조직에 灌漑하고 머물러 있듯이 변화하고 소모되는 과정이 流注이다. 流注는 순행이나 순환과 같이 단순히 흘러 돌아다닌다는 의미의 流周와는 다르다. 『素問』「五常政大論」에 流注는 물처럼 흘러가는 것으로 그 나타나는 현상은 其令流注 其動漂泄沃涌 즉, 떠오르는 것, 새 나가는 것, 관개하는 것, 넘치는 것으로 설명하고 있다.[110] 기혈은 경맥과 낙맥을 따라 순행하며 낙맥과 손락을 통해 새어 나가 산포되고 유주한다.

기혈이 유주, 산포되는 과정은 기의 제반 기능이 발휘되고 혈의 유윤, 자양작용이 일어나는 과정이며, 이 과정을 통해 기혈이 변질되고 소모된다.[111] 그러나 기혈이 유주, 산포되는 과정에서 완전히 소모되어 소멸해 버리는 것이 아니라, 질적으로 변질되고 양적으로 일부 소모된 기혈은 다시금 손락을 거쳐 낙맥과 경락을 따라 순행하여 폐맥으로 되돌아가 새로 생성된 기혈과 혼합되어 새로운 인체순환을 반복한다.

---

110) 배병철 역: 『素問』, 1999, p.657(其令流注 其動漂泄沃涌. 五常政大論): 『동양의학대사전』(성보사 편)에도 오상정대론을 인용하여 유주는 "그 직무는 고요하고, 그 令은 마치 물처럼 쉬지 않고 흘러가게 하며, 그 변동은 떠도는 것, 새 나가는 것, 관개하는 것, 멈추는 것 등으로 나타난다." 라고 설명하고 있다.

111) 진기는 장부의 기 등으로 변하여 소모되고, 혈액은 진액과 호환되어 땀 등으로 누출된다.

2) 기혈순행의 추동력

기혈순행의 추동력은 종기이다. 흉중에 쌓인 종기는 心脈을 뚫고 들어가 십이경맥을 통해 기혈의 순행을 추동한다.[112] 십이경맥을 다 순행하면 흉중의 폐경으로 되돌아와서 다시 재순환을 시작하는데,[113] 순환하여 원점으로 돌아올 즈음에는 본래의 기는 일부 소모되는데 새로운 종기가 끊임없이 흉중에서 생산되어 경맥에 공급됨으로써 기혈순행의 추동작용을 유지하고 있다. 기혈을 추동하는 종기는 십이경맥을 한 바퀴 돌면 일정량이 소모되고 그 기를 담아 나르는 혈과 함께 원점으로 되돌아와 새로운 기를 보충해 가지고 십이경맥을 다시 순환하는 것이 한의학 정설에 따른 추론이다. 즉, 기혈이 경맥과 낙맥을 따라 순행, 유주하는 과정에서 변화하고 소모도 되지만 일부는 순환하여 원위치로 되돌아와서 재순환의 과정을 반복한다.

『黃帝內經』의 여러 곳에서 언급된 바에 따르면, 종기는 흉곽에서 심맥과 폐맥으로 들어갈 뿐만이 아니라, 흉부의 종기는 또한 복강의 양명경 기가(기충)로 들어가 충맥과 족소음경을 따라 아래로 내려가면서 족삼음경을 포함한 모든 낙맥에 기혈이 스며들게 한다.[114] 즉, 종기는 심맥과 폐맥에만 작용하여 호흡을 조절하고

112) 배병철 역: 『靈樞』, 2001, p.512(宗氣積于胸中 出于喉嚨 以貫心脈 而行呼吸焉. 邪客).
113) 배병철 역: 『素問』, 1999, p.253(脈氣流經 經氣歸於肺 肺朝百脈. 經脈別論).
114) 배병철 역: 『靈樞』, 2001, p.563(宗氣留于海 其下者 注于氣街 其上者 走于息道. 刺節眞邪), p.456(衝脈者 -與少陰之大絡 起于腎下 出于氣街 -循脛骨內廉 幷少陰之經 下入內踝之後 入足下 其別者 -入大指之間 注諸絡. 動輸), pp.322-323(夫衝脈者 -其下者 注少陰之大絡 出于氣街 -下至內踝之後屬而別 其下者 幷于少陰之經 滲三陰 其前者 伏行出跗屬 下循跗入大指間 滲諸絡. 順逆肥瘦).

심장의 박동을 추동시키는 것이 아니라, 흉곽에서 직접 아래로 내려가 양명경의 기가로 들어가서 충맥, 신맥과 함께 아래로 내려가 족부의 모든 낙맥에 스며든다. 이는 기혈의 정상적 경맥순환방식과는 배치되는 현상이다.

또한,『素問』「五臟生成」에 모든 혈은 다 심으로 이어지며, 모든 기는 다 폐로 이어진다고[115] 기술하고 있는데, 이는 심폐가 기혈의 인체순환의 중심점이 되어 모든 경맥을 흐르는 기혈이 각 경맥에서 간접이 아닌 직접적인 방법으로 심폐로 이어져 있는 것을 표현한 것으로 해석할 수가 있다. 만약, 인체의 기혈이 십이경맥을 순차적으로 돌아서 심폐에 이어지는 것이라면 모든 경맥과 장부는 하나의 동일한 순환경로상에 놓여 있는 상태가 되어 일부 경맥의 기혈은 직접적으로 나머지 경맥의 기혈은 간접적으로 심맥과 폐맥에 이어지는 상황이 되는 것이므로 전기의 諸血者皆屬於心 諸氣者皆屬於肺 언급 내용은 잘못된 표현이거나 무의미한 표현에 불과한 것이 되고 말기 때문이다.

4. 기혈의 인체순환 원리와 경맥순행 순서

1) 경맥의 형성과정과 경혈 배열방법

경맥체계는 한꺼번에 완성된 것은 아니다. 1973년 長沙의 馬王

---

115) 배병철 역:『素問』, 1999, p.143(諸血者皆屬於心 諸氣者皆屬於肺. 五臟生成).

堆 漢墓(B.C. 177 - 168)에서 출토된 「足臂十一脈灸經」, 「陰陽十一脈灸經」[116]의 경맥체계는 시기적으로 그리 멀리 떨어지지 않은 『黃帝內經』[117]의 경맥체계와는 다르다. 가장 오래된 것으로 보이는 「족비십일맥구경」은 十一脈의 순행이 모두 四末에서 구간으로 향하는 구심성으로 되어 있으며, 「음양십일맥구경」에서는 肩脈이 귀에서 일어나 손으로 흐르고 太陰脈이 胃에서 일어나 발로 흐르는 등 2개의 맥은 원심성 순행을 보이고 있다.[118]

「음양십일맥구경」이 내용 면에서 「족비십일맥구경」보다 더 심화된 것으로 보이고는 있으나, 두 백서는 모두 針法에 대한 소개가 없는 전문 灸法書이며, 脈의 순행 부위는 있으나 구체적인 혈명이 없고, 경맥이나 낙맥이란 표현이나 구분도 없이 단순히 맥의 순행 부위만을 설명하고 있다. 일정한 주치증을 가지는 구체적인 穴이 경맥의 특정한 위치에 있는 것도 아니었고, 단순히 치료해야 할 아픈 부위를 바로 맥이라고 하였다.[119]

마왕퇴 한묘의 상기 2개의 帛書보다 내용적으로 상당한 진전을 보이고 있는 『황제내경』에서 완성된 경맥체계가 바탕이 되어 침구요법이 신속하게 발전하게 되었으며, 오늘날까지 그 경맥체계에 대

---

116) 이재동, 김남일: 『중국 침뜸 의학의 역사』, 1997, pp.42 - 48.

117) 이재동, 김남일: 上揭書, p.64(저작 연대를 일반적으로 전국에서 진한 사이, B.C. 403 - A.D. 220로 보고 있지만 책의 내용으로 보아 결코 한 시대에 한사람에 의해 만들어진 것이 아닌 것이 분명하다.).

118) 이재동, 김남일: 前揭書, p.45.

119) 박현국 외 역: 『중국과학기술사(의학편)』, 2003, p.79(마왕퇴 한묘 출토 의서인 『脈法』에 "用砭啓脈者必如式 癰腫有膿 則稱其大小而 -" 편석을 이용하여 맥을 열 경우는 반드시 법식에 따라야 하며, 옹종의 농을 빼내기 위해 맥을 연다고 했는데 여기서 언급되는 맥은 경맥상의 어느 부위를 말하는 것이 아니고 옹종이 발생한 肌膚의 어느 부위를 말한다.).

한 별다른 수정이 없이 그 이론이 그대로 이어져 내려오고 있다.

경맥이 형성된 과정은 알 수 없으나 중요한 것은 최초로 경맥이 형성된 시점은 경혈점들이 구체적으로 밝혀지기 이전이며, 또한 경맥이 침구치료의 경험에서 얻어진 결과가 아니라는 것이다.[120] 즉, 경맥이 결코 먼저 발견된 경혈점들을 일정한 체계에 따라 연결해 놓은 선이 아니라 일거에 발견된 것일 수도 있다는 것이다.[121] 양생 기공법에서는 기혈의 순행경로인 경맥이 수련을 통한 내부 성찰로 발견되었을 것으로 말하고 있다.[122]

경맥이 비록 경혈을 일정한 체계에 따라 연결한 선으로서 발견된 것은 아니지만, 경혈의 배열방법은 경맥의 순행경로에 대해 많은 것을 암시해 줄 수가 있다. 현재까지 존재하는 침구의서에 보이는 혈자리의 배열방법은 두 가지로 분류된다.

첫째는 사지의 경혈에서부터 구심성으로 혈자리를 배열하는 방법으로 황보밀의 『갑을경』과 손사막의 『천금방』등이 이 방법을 택했고, 둘째는 혈자리의 배열순서와 경맥의 순행 방향을 일치시켜 기록하는 방법이다. 황보밀보다 4세기 뒤에 동시대인인 손사막과는 달리 양상선이 바로 이 두 번째 방법을 채택하였는데 이 방법은 후대에 널리 이용되었다. 송나라 때 王惟一의 『銅人經』, 원나라 때 滑壽의 『十四經發揮』, 현재 사용되고 있는 <중국침구학> 등은 바로 이 방법을 사용하고 있다.[123] 그러나 五臟穴의 배열방법은 『황제내경』에서와 같이 모두 구심성으로 되어 있어서, 일부

---

120) 박현국 외 역: 上揭書, p.83.
121) 김교빈, 박석준 외: 『동양철학과 한의학』, 2005 pp.89 – 93.
122) 박희준: 『동양의학의 기원』, 1996, p.24.
123) 이재동, 김남일: 前揭書, p.198.

경맥상에서는 오수혈 간의 기혈의 흐름이 경맥의 순행 방향과는 다르게 나타나고 있다.

2) 기혈순행의 구심성과 원심성

경맥들의 인체순행의 구심성과 원심성을 보다 정확하게 논하려면 인체를 기준으로 원심성과 구심성의 방향을 결정하는 기준이 먼저 설정되어야 한다. 음양론에 따르면, 지구 환경적 우주의 조건 하에서는 음기는 상승하는 원심성이고 양기는 하강하는 구심성이다. 소우주인 인체를 중심으로 할 때는 음기는 내부에 있으면서 밖으로 팽창하려는 원심성 성질을 가지며, 양기는 외부에 있으면서 안으로 수렴하려는 구심성 성질을 갖는다.[124] 따라서 모든 음경맥은 원심성 순행을 하여야 하며, 모든 양경맥은 구심성 운동을 하여야 한다.

인체를 지구 환경적 우주의 영향을 받지 않는 독립된 소우주로 보는 관점에서는 흉곽부가 소우주의 중심이 되므로 손끝과 발끝으로 향하는 것을 원심성이라고 규정할 수 있고, 반대로 흉곽부로 순행하는 모든 움직임은 구심성이다. 두항부는 흉곽부에 대해 원심성 위치에 있다. 만약 인체를 지구 환경적 우주의 중력의 영향하에 있는 종속체로 본다면 상부로의 움직임이 원심성이고 하부로의 움직임은 구심성이다.

---

124) 배병철 역: 『素問』, 1999, p.541(夫陰與陽 皆有腧會 陽注於陰 陰滿之外 陰陽勻平 以充其形. 調經論).

기존의 기혈 경맥순행의 정설은 12개의 음양 경맥이 지구 환경적 우주의 조건하에서 각각 원심성 또는 구심성으로 순행하면서 음양으로 이어지는 가운데 일정한 경로를 따라 인체를 끊임없이 순환하고 있다. 즉, 비위가 운화한 수곡지기에서 기혈을 공급받는 수태음 폐경으로부터 시작하여 수양명 대장경 – 족양명 위경 – 족태음 비경 – 수소음 심경 – 수태양 소장경 – 족태양 방광경 – 족소음 신경 – 수궐음 심포경 – 수소양 삼초경 – 족소양 담경 – 족궐음 간경을 경유하여 다시금 수태음 폐경으로 들어간 다음 동일한 방법으로 인체를 반복 순환한다.

그런데 인체의 기는 인체를 독립된 하나의 소우주로 생성, 유지시켜 주는 기초요소이기 때문에 인체 내에서의 기의 운동은 흉곽 내부가 음기의 중심이 되어 음기가 외부로 확산하여 사지 말단에서 陰陽轉化하여 다시금 양기가 내부로 수렴하는 것을 원칙으로 삼아야 하며, 부수적으로 인체의 氣는 지구 환경적 종속체로서 외부의 영향을 받게 되어 음승양강의 원칙 아래 놓이게 되는 것이다.

『素問』「陰陽應象大論」에 청양은 주리에 퍼지고 탁음은 오장으로 가며, 청양은 사지를 충실하게 하고 탁음은 육부로 돌아간다[125]고 하는 것과 같이 기혈은 흉복부에서 사지 말단으로 운행하여 양기가 되어 사지에 산포되고 돌아오는 기혈은 사지 말단에서 흉복부로 되돌아와 음기가 되어 장부에 수렴하는 것을 기혈순행의 제일의 원칙으로 삼아야 할 것이다.

더 나아가서는 각각의 경맥도 기의 陰分과 陽分을 함유하고 있

[125) 배병철 역: 『素問』, 1999, p.86(淸陽發腠理 濁陰走五臟 淸陽實四肢 濁陰歸六腑. 陰陽應象大論).

으면서 해당 장부를 위하여 마찬가지로 음양운동을 하는 하나의 독립체이므로 모든 경맥의 음분은 흉곽부에서 사지 말단으로 원심성 운동을 하여야 하며, 모든 경맥의 양분은 사지 말단에서 구심성을 운동을 하여야 할 것이라는 원칙도 상정해 볼 수가 있다.

인체 내에서의 기혈이 아래로 내려가는 것이 구심성 순행으로 모든 양경맥이 아래로 순행하고, 위로 올라가는 것이 원심성 순행으로 모든 음경맥이 위로 순행하는 것이 음승양강의 기존 원리이다.

그런데 기혈의 경맥순행경로에서 사지의 말단에서는 표리가 되는 장부의 음경맥과 양경맥이 서로 교체하여 연결되고 있으나 두면부와 흉곽부에서는 음양오행론이나 『황제내경』상의 어떠한 원리로도 설명되지 않는 방식으로 음경맥에서 음경맥 또는 양경맥에서 양경맥으로 이어지고 있다. 굳이 하나의 원칙을 찾아내자면 두면부에서 연결되는 양경맥들은 적어도 手와 足의 양명경, 태양경, 소양경이 서로 만난다는 것인데, 흉곽부에서 연결되는 음경맥의 경우는 그렇지가 않다는 것이다. 즉, 흉곽부에서는 음경맥들이 족소음에서 수태음으로, 족태음에서 수소음으로, 족소음에서 수궐음으로 이어지는데, 이 연결관계를 설명할 수 있는 논리가 없고, 양경맥들이 두면부에서 수양명에서 족양명으로, 수태양에서 족태양으로, 수소양에서 족소양으로 이어지는 원칙과도 달라 논리가 일관되지 못한다.

음승양강의 원칙을 기혈의 경맥순행체계의 원칙으로 받아들이기에는 음양오행론상으로 설명하기에 어려운 문제점들이 이것 말고도 더 많이 있지만 본론에서 상술하기로 하고, 만약 기존의 경맥순행체계에 의미를 부여해 본다면, 각각의 경맥의 기가 가장 활성화되는 시차상의 순서의 연결선으로 볼 수 있을지는 모르겠다.[126] 하지만 이를 규명하는 문제는 본 연구의 범위에서 제외하고자 한다.

실제로 經氣가 활성화되는 순서에 따라 경맥 상호간의 균형관계
에 미치는 영향이 지대할 것이므로 그 변화의 순서는 매우 중요하
다. 그러나 경맥의 기가 활성화되는 순서는 장부의 오행 배분 원
칙과는 또 다른 원칙이기 때문에 장부의 오행적 배속 순서와는 무
관하게 이루어질 수가 있다. 음승양강의 기존 경맥순행체계는 인체
가 지구 환경적 우주의 종속체로 외부 환경의 영향, 즉 육기의 영
향을 받는 상황에서 경기가 활성화되는 순서에 따라 도식적으로
연결해 놓은 경로로 해석해 볼 수도 있다.[127] 실제로 하루 중의 시
각의 차이에 따라 기후 환경의 변화는 있고, 또한 생리 기관의 활
성화 시간대가 다르게 나타나고 있는 것도 사실이다.

3) 순환경로의 順次性과 순행의 時差性

기혈이 폐 - 대장 - 위 - 비 - 심 - 소장 - 방광 - 신 - 심포 - 삼초 -
담 - 간의 순서에 따라 십이경맥을 순차적으로 순환하다고 하는 것
은 개별 경맥들의 순행 사이에는 앞서 기술한 기혈의 소모와 변질
의 차이뿐만이 아니라 순행의 시차가 존재함을 내포하고 있다.

기혈의 순행과 유주가 다르듯이 순행의 시차는 자오유주법에 따
른 경맥개합의 시차와는 다르다. 순행의 순차와 시차는 선행하는

---

126) 임종국: 『침구치료학』, 2001, pp.669 - 718(장부경맥을 십간십이지에 배합하여 각 경맥
　　 이 해당 시간에는 기혈이 보통보다 왕성하게 되고 해당 시간이 지나면 기혈이 보통이 되
　　 거나 약해진다고 하는 자오유주법).

127) 박용규: 『주역에서 침술까지』, 2008 pp.106 - 123(박용규는 인체의 기의 흐름이 六氣
　　 의 흐름에 영향을 받아 변동하고 기류의 차순에 따라 흐른다는 논리를 전개하고 있음.).

경맥에서 기혈이 공급되지 않으면 후속 경맥으로의 기혈 흐름이 중단될 수밖에 없는 결과를 가져온다. 또한 선행 경맥에서의 기혈의 변질과 소모만큼이나 流量상의 중대한 영향을 후속 경맥에 가져다 줄 수 있는 관계이다. 물론 인체가 생명을 유지하는 한 기혈의 흐름은 중단치 않으므로 일단 기혈이 순환을 시작한 이상 순행의 次順은 앞서 거론한 기혈의 변질과 양적 소모 이상의 영향을 미칠 수는 없을 것이다.

그러나 기혈의 순행통로에는 수많은 낙맥과 손락은 차치하더라도 십이경맥 중을 흐르는 기혈의 유량 조절에 중대한 영향을 미칠 수 있는 십이경별과 기경팔맥이 있다.

기경팔맥은 십이경맥 사이에 종횡으로 연결되어 십이경맥 중에 흐르는 기혈의 과다나 과소를 조절해 주는 호수[128]와 같은 기능을 하고 있으므로, 이는 순행의 순서와는 상관없이 필요한 경우 특정한 경맥 속을 흐르는 기혈의 유량을 조절해 주어 기혈순행의 恒常性 유지에 유리하게 작용을 하고 있다.

반면, 십이경별의 경우는 기혈의 경맥순행의 유량과 방향에 많은 영향을 미칠 수가 있다. 그 이유는 십이경별은 모두 본경 경맥의 수족부에서 분출하여 별도의 순행을 하고 있고, 게다가 수삼음경과 족삼양경의 경우 본경의 흐름과는 반대가 되는 역방향으로 흐르고 있기 때문이다. 족삼양경은 오금이나 허벅지에서 분출하여 본경과는 역으로 순행하고, 족삼음경의 경별은 표리가 되는 양경맥의 경별과 합하여 상행하여 두면부에서 표리가 되는 양경맥의 본경과 합한다. 수삼음경의 경별은 액와부에서 나와 본경과는 역으로

---

128) 김완희: 『한의학 원론』, 2003. p.149.

내장으로 주입한 후 인후를 거쳐 두면부에 도달하여 표리가 되는 양경맥과 합하고, 수삼양경의 경별은 수부(양명경), 어깨(태양경), 두항(소양경)부에서 분출하여 흉부로 주행하여 해당 장부에 귀속한다.

경별의 기혈 흐름이 더욱 중요한 의미를 가질 수 있는 것은 경별의 기혈 흐름이 경별 자체 내지 경맥과 연관된 차원의 순차성이 없으므로 시차성도 없다는 점이며, 또한 오직 표리경맥 상호간에만 연결이 이루어지고 있음으로 해서 후속 경맥으로의 기혈 흐름에 매우 중대한 영향을 미칠 수 있다는 점이다. 이와 같이 경별이 기혈의 경맥순행에 미치는 영향이 큰 만큼 인체 생·병리상으로 미치는 영향도 클 것임에도 기존의 한의학 정설에는 경별 흐름의 중요성을 인정받지 못하고 있는 실정이다.[129]

기혈 흐름에 순차성과 시차성이 없다는 것은 인체가 기혈 흐름의 유량과 방향을 자동 조절하기가 더욱 어려워져서 기혈순행의 항상성 유지가 더욱 어려워지게 되는 요인으로 작용할 수가 있다는 것이다. 즉, 언제 어느 경별의 흐름이 비정상적으로 강해져서 기혈의 유량이 해당 경별과 경맥에만 집중되어 머무르게 될지를 모르게 될 것이며, 만약 이렇게 집중된 기혈이 표리경맥 간 내지 자체 경맥-경별 간의 내부 순환만을 지속한다면 후속 경맥으로의 기혈 유입이 매우 어려워지거나 그 유량이 심하게 감소할 것이기 때문이다.

그런데 경별을 통해 표리경맥 간에 내부 순환이 이루어지고 있다고 하는 점은 기존의 경락순환이론이 설명해 내지 못하는 많은

---

129) 김완희의 『한의학 원론』에는 소개되어 있지 않고 임종국의 『침구치료학』에는 경별의 주요 기능을 표리경맥의 낙속관계 강화 및 두면부 경맥의 맥기 집결기능으로 설명하고 있을 뿐임.

문제점을 해결할 수 있는 방안이 될 수도 있을 것이다. 예를 들어, 표리경맥 간에 내부 순환이 이루어지고 있다면 6개 표리경맥의 동시적 병렬순행방식을 추론해 볼 수도 있을 것이다. 6개 표리경맥의 동시적 병렬순행방식은 십이경맥의 순차적 직렬순행방식보다는 기혈순환의 항상성 유지가 훨씬 용이해질 것이다. 아울러 두면부에서는 동일 성분의 수양경이 족양경으로 이어지는 반면, 흉부에서는 하나의 족음경이 성분이 다른 수음경과 이어진다는 설명할 수 없는 이론을 대체할 수도 있을 것이다. 경별의 상세 순행경로는 본론에서 상술하기로 한다.

Ⅲ. 경맥의 형체와 구조적 특성

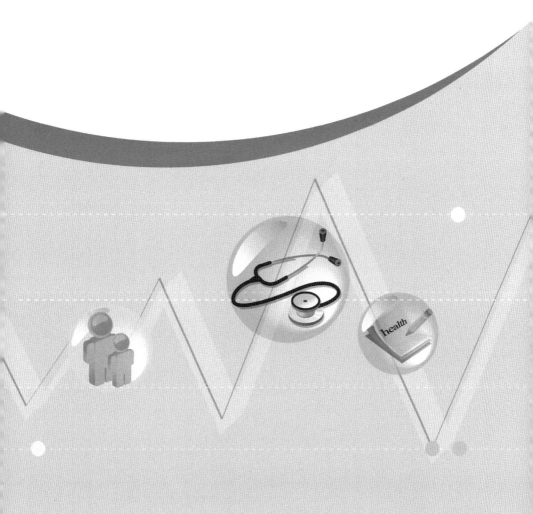

1. 경맥의 형상

『素問』「陰陽應象大論」은 한의학 이론의 기본이 되는 중요한 요소 중의 하나이다. 음양응상이란 음양은 형상으로 표현되는 것이지,[130] 음양이 형체나 형질로 표현되는 것이 아님을 강조하는 말이다. 음과 양의 조화로 비로소 만물이 생성되는데, 만물은 형체와 형질을 가지고 있다. 형체와 형질을 가지고 있는 만물은 오행의 법칙에 따라 생성, 전화, 소멸하는데 그 변화하는 형상에 대한 기술이 『황제내경』의 주요 내용이고, 경락에 대해서도 형체나 형질에 대한 설명보다는 경락의 생리적, 병리적 작용이 외부로 나타나는 현상으로서의 형상을 문자로 기술하고 있다. 형상[131]이란 그 이미지를 말이나 글로 표현할 수도 있지만 그림으로 표현할 수도 있는 것인데, 『내경』을 비롯한 관련 서적들에는 그림으로 표현된 자료는 매우 빈약하다.

---

130) 이준천: 『의역학사상』, 2000, p.441.
131) 형상이란 마음과 감각으로 포착되는 형태 또는 그것으로 표현된 모습(국어사전).

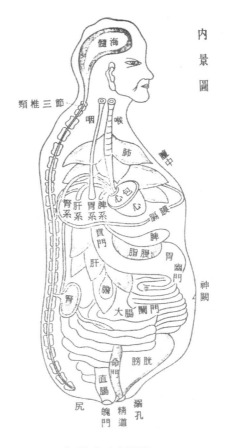

<그림 1> 内景圖[132]

경락학설이 정립되던 시기의 중국은 전쟁이 빈번하였던 시기로서 이미 풍부한 인체해부학 지식이 누적[133]되어 있었을지라도 인체 유형의 부분과 器官에 대한 白箱 상태에서의 연구와 측량은 경시되었다. 그 이유는 관찰할 수 있는 유형의 부분과 器官은 다

132) 本間祥白：『難經之硏究・附 圖解十四經發揮』1965, p.17.

133) 『靈樞』「腸胃」,「平人絶穀」에는 음식물이 입으로 들어가 위, 소장, 대장을 거쳐 체외로
    배출되기까지 거치는 소화경로의 심천, 근원, 장단을 상세히 서술하고 있다.).

만 신의 조화를 부린 자취에 불과하여, 형체를 연구하는 것은 인체 생명현상의 뿌리를 버리고 가지를 쫓는 인식단계에 불과한 것이라 여겼다[134]라고 이준천은 설명하고 있다. 실제로 오장육부가 형체와 형질을 눈으로 확인할 수 있는 것들이었음에도 고전 한의학서나 기공서에 나오는 內景圖, 인형장부도 등은 매우 추상적인 것으로서, 정확한 장부의 형체를 그린 것이 아니라 장부의 기능을 설명하는 도구로서 필요한 만큼의 형상을 그린 것으로 보인다.

『靈樞』「官針」에는 침을 조금 깊게 놓고 오랫동안 유침하여 그 공허한 경맥에 정기가 이르도록 할 수 있다[135]고 함으로써 경맥의 공간적 형체를 말해 주고 있다. 『素問』「調經論」에는 맥이 공허해지는 상황을 기술하고 있고,[136] 『靈樞』「九針十二原」에도 氣機의 움직임은 기혈이 순행하는 경맥의 공간을 벗어나지 못하는데 그 공간 속에서 나타나는 기기의 변화는 조용하면서 미묘한[137]것이라 했으므로 여기에서도 경맥은 구조적으로 일정한 면적과 부피가 있는 공간의 형체를 취하고 있음을 알 수가 있다.

경맥은 비가시적인 기가 가시적인 혈과 함께 순행하면서 형성해 내고 있는 공간적인 개념으로서 그 공간은 내외가 구분되는 형상을 나타내고 있다.[138] 즉 인체의 구성부분으로서 경맥과 기육 사이

---

134) 이준천: 前揭書, p.75.

135) 배병철 역: 『靈樞』, 2001, p.104(脈之所居深不見者 刺之微內針而久留之 以致其空 脈氣也, 官針).

136) 배병철 역: 『素問』, 1999, p.543(悲則氣消 消則脈虛空, 調經論).

137) 배병철 역: 『靈樞』, 2001, p.13(機之動 不離其空 空中之機 淸靜而微, 靈樞 九針十二原: 단 배병철은 空을 孔穴, 穴位로 해석하고 있음: 혈이나 혈위도 경맥상에 있는 경맥의 일부임).

138) 위기가 맥 외를 순행하고 영기가 맥 내를 순행한다는 것 외에도, 위기와 영기가 순행하는 전체로서의 경맥이 주변의 기육과 경계를 이루고 있다는 점에서 경맥의 내외가 구분된다.

의 경계를 알아볼 수 있는 가시적인 물질의 속성을 갖는 그 무엇을 생각할 수 있게 하고 있다. 그러나 그 물질적 구성이 반드시 기혈의 순행통로로서의 통관과 같은 형태일 필요가 없을 수 있음은 전기의 이론적 배경에서 언급한 바가 있다.

기, 혈, 진액의 통로인 경락이 형체를 가진 인체의 조직 또는 기관으로서 존재하려면 한의학적 만물의 기본 물질인 氣보다는 입자가 더 작은 것으로 이루어졌어야 하며, 더 좁은 밀도로 조직이 구성되었어야 한다. 그렇지가 못하다면 경락은 기를 자신의 틀 속에 가두어 둘 수가 없기 때문이다. 즉, 일정한 범위에 걸쳐 기의 통로가 있다 하더라도 이 통로의 내외격벽이 기의 내외왕래를 차단할 수 있는 형체로는 존재할 수가 없다는 말이다. 그러나 인체의 기는 만물의 기본 요소로서의 기와는 다르다. 따라서 만약 기가 혈이나 진액과 같은 물질과 합일체가 되어 그 속에 내재하여 운행하는 형태를 취하고 있을 경우라면 합일체가 된 가시적인 물질은 혈맥과 같은 일정한 형체의 통로를 통해 운행할 수도 있고, 아니면 특히 림프관을 통해 흡수되는 조직액의 경우에서 알 수 있듯이, 주어진 인체의 구조적 조건과 인체 내외의 생리 및 환경적 조건에 부응하여 통관이나 고정통로의 유무와 상관없이 일정한 흐름의 경로를 형성하면서 운행을 할 수도 있을 것이다. 인체의 기혈은 이 명동류로서 합일체[139]가 되어 경락을 통해 인체를 순환하고 있음을 감안한다면, 경락의 근간은 혈맥으로 이루어졌다고 말할 수가 있다. 또한 경락은 자침으로 자극을 줄 수 있는 조직이며, 손상시켜 출혈을 시킬 수 있는 조직이기도 하고, 그 색택이 변하기도 하

---

139) 血爲氣之母 氣爲血之師.

고, 수축되거나 이완될 수도 있는 특성을 가진 조직이라는 점들에서 그 실체를 생각해 볼 수가 있고 그 형태를 구체화시켜 볼 수도 있다.

인체의 경락계통의 존재와 기능양태는 기공수련의 내관법에 의해서 조금씩 밝혀져 온 것이라는[140] 주장이 있지만, 그러나 『내경』의 저자가 피부 색맥은 생체도 아닌 죽은 사람을 해부해 보면 자세히 볼 수 있는[141] 너무도 당연하고 빤한 것이라고 기술하고 있는 부분은 시사하는 바가 매우 크다.

그러나 현재까지 『내경』상에 나타나는 경락의 순행경로를 따라 해부학적으로 검증할 수 있는 실체를 규명하고 있지는 못하고 있는 실정이어서, 『내경』의 저자들이 인체 내의 어떤 실체적 조직이나 기관을 경락이란 이름으로 형상화한 것인지를 알 수가 없다. 따라서 내경에 나타나는 경락체계에 대한 묘사들 가운데 구조적 형체와 생체조직적 특성을 추론해 볼 수 있는 대목들을 분석해 볼 필요가 있다.

2. 경맥의 길이, 크기, 깊이, 너비

『靈樞』「骨度」에서 脈度란 경맥의 장단을 말하는 것으로서, 먼저 뼈마디의 크기(大小), 너비(廣狹), 길이(長短)를 헤아린 다음 脈

---

140) 박희준: 『동양의학의 기원』, 1996, p.149.

141) 배병철 역: 『靈樞』, 2001, pp.168 – 169(皮膚色脈 其生可度量切循而得之 其死可解剖而視之, 經水).

度를 확정한다고 설명하고 있다. 伯高는 7.5척 기준의 일반인의 골격 외형의 둘레와 길이만을 언급했을 뿐, 경맥의 크기, 너비, 길이에 대해서는 확실한 설명이 없이 사람의 骨度에 따라 경맥의 길이가 확정된다고 말하고 있을 뿐이다.[142] 그럼에도, 경맥의 길이인 맥도가 사람의 외형의 둘레와 길이에 의해 결정됨과 같이 경맥의 크기와 너비 또한 육안으로 확인할 수가 없을 정도로 아주 작고 좁아서 모두가 일정한 것이 아니라 사람의 체격에 따라 변동하는 면적과 부피를 가지고 있다고 말하고 있음을 알아볼 수가 있다. 실제로, 『靈樞』「本輸」에서는 황제가 기백에게 경맥과 낙맥의 넓고 좁은 정도와 얕고 깊은 정황에 대해 묻고 있다[143]는 점에서 경맥이 상당한 면적과 부피를 가지고 있음을 전제하고 있었음을 추측할 수가 있다.

1) 경맥의 길이

『靈樞』「脈度」에는 좌우 양쪽의 경맥의 길이가 수삼양경 3丈, 수삼음경 2丈 1尺, 족삼양경 4丈 8尺, 족삼음경 3丈 9尺, 좌우교맥 1丈 5尺, 임, 독맥 9尺으로 총 16丈 2尺이라 하고 있는데, 이 수치들은 평균인을 기준으로 한 대략적인 길이에 불과하며, 비율적인 개념에 가까운 것으로 경락의 구체적인 길이나 형체를 규명하

---

142) 배병철 역: 전게서, pp.190 - 194(脈度言經脈之長短 - 先度其骨節之大小廣狹長短而脈度定矣 - 此衆人之骨度也 所以立經脈之長短也, 骨度). 배병철은 골절을 골과 절이라 해석하였으나 그 의미가 모호하여 필자는 뼈마디로 해석함.

143) 배병철 역: 전게서, pp.28 - 29(凡刺之道 必通十二經脈之所終始 - 五臟之所溜處 闊數之度 淺深之狀 高下所至 願聞其解, 本輸).

는 데 별다른 정보를 제공할 수 있는 요소가 되지는 못한다. 그럼
에도 인체를 상하로 운행하는 경맥이 인체 내부에서 종심으로 어
떤 굴곡이 있거나 좌우로 어떠한 곡선을 그리거나 하지 않고 인체
외부의 형태대로 직선을 이루며 주행하고 있는 것을 기준으로 하
고 있음을 알 수 있다.

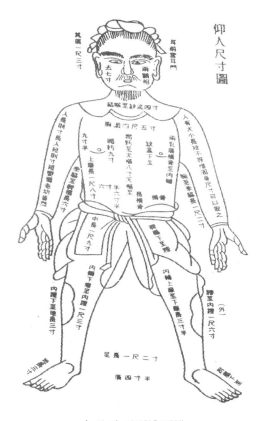

〈그림 2〉 앙인척촌도[144]

---

144) 本間祥白: 前揭書, p.18.

2) 경맥의 크기

경맥은 큰 經隧이며 낙맥과 손맥은 각각 가지로 뻗어 나온 것[145])이기 때문에 경맥과 낙맥은 그 크기가 서로 상이한 것임에는 틀림이 없다. 비록 그 크기가 구체적으로 명시되지는 않았지만 경맥은 낙맥이나 손락보다는 큰 것임에는 특히 손락이라는 명칭에서도 확실하게 나타난다. 경맥은 크기를 가지고 있음이 확실하고 낙맥 역시 크기를 가지고 있다. 하나의 가느다란 선일지라도 경맥은 낙맥보다 크고 두꺼워야 하고[146]) 따라서 종심으로도 경맥과 낙맥의 두께 면적의 차이도 있어야 한다.

즉, 경락은 부피와 면적을 가지는 형태이다. 그 경맥과 낙맥 속을 운행하는 기혈이 충만하여져서 인접 부위에 압박을 가할 수도 있고, 공허하여져서 함몰이 될 수도 있다. 경락에는 혈락과 혈맥이 포함되고 혈맥과 혈락에는 혈액이 흐르므로 경맥은 혈맥보다는 큰 존재이거나 같은 존재이고 혈락이나 혈맥과 함께 나란히 순행하며 전신에 분포되어 있는 존재이다.[147])

---

145) 배병철 역: 『靈樞』, 2001, p.203(此氣之大經隧也 – 支而橫者爲絡 絡之別者爲孫絡, 脈度).

146) 배병철 역: 『素問』, 1999, p.535(神有餘則瀉其小絡之血 – 無中其大經, 調經論).

147) 배병철역: 『靈樞』, 2001, p.428(先瀉其脹之血絡 後調其經 刺去其血絡也, 水脹: 夫邪去絡入於經也 舍於血脈之中, 素問 離合眞邪論 p.300).

3) 경맥의 깊이

『내경』에는 자침의 심도에 대해 비교적 상세히 설명하고 있다. 이는 경맥은 일정한 깊이를 가지고 있음을 의미한다.

『靈樞』「九針十二原」에 침을 너무 깊게 자침하면 사기가 반대로 깊이 들어가서 병이 가중된다[148]고 설명하고 있고, 『靈樞』「小針解」에서도 침을 너무 깊게 찌르면 사기가 오히려 깊게 들어간다 함은 얕은 부위에 있는 병은 깊게 침을 놓아서는 안 됨을 말한다[149]고 설명하고 있다. 또한 『靈樞』「本輸」에는 봄에 침을 놓을 때에 병증이 심하면 깊이 찌르고 가벼우면 얕게 찌르라는[150] 표현도 있다.

자침의 깊이가 달라지는 것에 따라 사기의 경맥 출입이 달라질 수 있다함은 경맥이 종심으로 깊이를 가지고 있음을 말해 주는 것이며, 아울러 경맥이 종심으로 일정한 면적을 가지는 어떤 하나의 비어 있는 통관으로 되어 있는 것이 아니라 일정한 깊이를 갖되 종심으로 여러 겹의 격벽이 형성되어 있음을 의미한다고 볼 수 있다. 자침에 의해 종심의 격벽이 뚫어지면서 사기가 깊은 곳으로 들어가거나 얕은 곳으로 나온다는 것이다. 이는 한 경맥의 깊이가 종심으로 나뉘어 있어 사기가 쉽사리 넘어갈 수 없는 장벽을 형성하고 있음을 말해 주고 있는 것이다.

경맥은 항상 깊은 부위에 있는데[151] 음양의 변화에는 일정한 시

---

148) 배병철 역: 전게서, p.20(針太深則邪氣反沈 病益, 九針十二原).
149) 배병철 역: 전게서, p.50(針太沈則邪氣反沈者 言淺浮之病 不欲沈刺也, 小針解).
150) 배병철 역: 전게서, p.43(春取 - 甚者深取之 間者淺取之, 本輸).

기가 있어 맥상의 변화와 일치하는데, 봄에는 떠오르며, 여름에는 피부에 있고 가을에는 피부 아래에 있으며 겨울에는 골에 있다[152]고 『素問』「脈要精微論」에서 설명하고 있다. 즉, 동일한 경맥일지라도 사시의 변동에 따라 음양의 강도가 달라지며 그 운행하는 부위의 심천이 달라진다는 것으로 경맥은 상당한 심도를 가지고 있으며 외부환경의 변화에 따라 기혈이 운행하는 경맥의 심도가 달라진다. 여기에서 알 수 있는 것은, 통관 형태의 경맥이 사시 변화에 따라 기육의 조직 사이에서 위아래로 오르락내리락하는 것이 아니라는 것이다. 경맥은 종심으로 일정한 면적을 가지고 분포되어 있고, 다만 사시변동에 따라 기혈이 순행하는 위치가 경맥의 범위 내에서 부침하고 있음을 말해 주고 있다.

『素問』「四時刺逆從論」에는 이런 까닭에 봄의 기는 경맥에 있고 여름의 기는 손락에 있으며 장하의 기는 기육에 있고 가을의 기는 피부에 있으며 겨울의 기는 골수 중에 있습니다. – 고로 인체의 기는 경맥에 있는데, 여름에는 경맥이 충만하여 기가 넘쳐서 손락으로 들어가 혈을 받아들여 피부가 충실합니다. 장하에는 경맥과 낙맥이 모두 성하여 내부의 기육으로 넘칩니다[153]라고 기술하고 있다. 즉, 경맥은 피부와 기육과 골수까지의 종심으로 분포되어 있음을 말하는 것으로 봄철에는 기육에 있는 경맥이 정상적인 혈맥의 흐름을 유지하다가 여름에는 기가 넘쳐 피부에 있는 손락으

---

151) 배병철 역: 『素問』, 1999, p.528(經脈常深, 水熱穴論).

152) 배병철 역: 전게서, pp.191-193(陰陽有時 與脈爲期 – 春日浮 – 夏日在膚 – 秋日下膚 – 冬日在骨, 脈要精微論).

153) 배병철 역: 전게서, p.562(是故春氣在經脈 夏氣在孫絡 長夏氣在肌肉 秋氣在皮膚 冬氣在骨髓中 – 故人氣在脈 夏者 經滿氣溢 入孫絡受血 皮膚充實 長夏者 經絡皆盛 內溢肌中, 四時刺逆從論).

로 혈행이 집중되고 장하에는 기육의 경맥과 피부의 낙맥이 모두 성하여지는데, 이는 경맥이 피부, 기육, 골수에 분포되어 있어서 여름에는 피부층에 있는 경맥에서 횡으로 분지되는 낙맥에 혈류가 집중되고 장하에는 기육층의 경맥에서 분지되는 낙맥도 충만해짐을 의미한다.

4) 경맥의 너비

『내경』에는 경맥의 깊이에 대해서는 매우 상세하게 설명하면서 좌우의 너비에 대한 설명은 구체적인 것이 없다. 좌우 너비의 정확도는 별로 중요한 요소가 되지 못하거나 그 범위가 대략적인 설명만으로도 충분할 만큼 넓기 때문인 것으로도 볼 수 있다.

경맥이 성하거나 허하면 아무리 경맥이 하나의 선의 형태를 띠고 있다하더라도 그 주위가 넓게 팽창하거나 함몰된다. 함몰된 부위나 팽창된 부분의 적당한 곳에 자침을 해도 일정한 범위에 걸쳐 자침의 효과가 발생하는 것을 발견할 수가 있다. 반드시 어느 특정한 작은 점을 찾아 자극을 주어야만 자침의 효과를 얻을 수 있는 것은 아니다. Felix Mann은 가느다란 선상에 존재하는 특정한 작은 점을 찾아 자극을 주어야만 원하는 효과를 얻을 수 있는 것이 아니라는 것은 임상의 역사가 이를 잘 반증해 주고 있다고 주장하고 있다.[154] 실제로 수많은 침술사들의 자침이 동일한 효과를

---

154) Filshie, Jacqueline ed.: 『Medical Acupuncture』, 1998, pp.61-66(「a new system of acupuncture」, Mann, Felix).

보이고 있는 현상은 그들이 모두 미세한 침 자리를 정확히 선택하고 있음을 의미하기보다는 동일한 효과를 동반하는 침 자리의 범위가 비교적 넓음을 의미하고 있다고 말할 수가 있다.

또한, 경맥이 허하거나 성하여 일정 부위가 함몰되거나 팽창된다는 것은 경맥이 정상의 상태에서는 경맥이 지배하는 일정한 범위에 걸쳐 정상의 내부압력이 존재한다는 것을 의미하기도 한다. 즉, 경락은 하나의 선이라기보다는 어느 정도의 너비를 가지고 있는 형태라고 할 수 있다.

3. 경맥의 相會, 相貫, 結交

『내경』은 음경과 양경은 상하에서 서로 만나고 경맥과 낙맥이 서로 관통하여 둥근 고리처럼 끊임이 없다[155]고 말하고 있다. 여기에서 말하고 있는 연결 형태는 선·후행 경맥이 곧바로 연결되는 형태이지만, 지금 말하고자 하는 경맥의 상회나 상관은 경락이 서로 만난 다음 각각 분리되어 자체의 경로를 따라 계속 순행하는 형태를 말한다. 대부분은 만나고 다시 헤어지는 상회를 하지만, 만나서 합하여져 하나가 되는 결교[156] 현상도 많이 나타나고 있다.

일반적으로 음경에서 양경 또는 그 반대로 양경에서 음경으로

---

155) 배병철 역: 『靈樞』, 2001, p.55(陰之與陽也 - 上下相會 經絡之相貫 如環無端, 邪氣 臟腑病形: 陰陽相貫 如環無端, 營衛生會 p.208).

156) 배병철 역: 전게서, p.227(取其小腹臍下三結交 三結交者 陽明太陰也 臍下三寸關元 也, 寒熱病).

교체되어 이어지는 곳은 사지 말단으로 되어 있고, 양경과 양경은 두면부에서, 음경과 음경은 흉곽부에 서로 이어지고 있다. 그러나 <표 1>, <표 2>에서 보는 것은 인체의 전반에서 서로 다른 경맥이 만나는 경우로서, 대부분의 경우 비록 음양의 성분비가 다를지라도 양경은 양경끼리 교회하고 음경은 음경끼리 상회하도록 되어 있는데, 일부는 표리경맥 관계가 아닌 음경과 양경이 상회하는 곳도 적지 않고, 음양경맥이 결교하여 하나의 맥으로 혼합되는 경우도

〈표 1〉 양경 교회혈 총표[157]

v: 교회

	독맥	태양		소양		양명		양유	양교	대맥	음경과 교회
		족	수	족	수	족	수				
신정	O	v				v					
수구	O					v	v				
백회	O	v									
뇌호	O	v									
풍부	O							v			
아문	O							v			
대추	O	v		v		v					
도도	O	v									
장강	O										장강: 족소음 결교
정명		O	v			v					
대저		O	v								
풍문	v	O									
부분		O	v								
부양		O							v		
신맥		O							v		
복참		O							v		
금문		O						v			
노유			O					v	v		

157) 임종국: 『침구치료학』, 2001, pp.171 - 173.

v: 교회

	독맥	태양		소양		양명		앙유	양교	대맥	음경과 교회
		족	수	족	수	족	수				
병풍			0	v	v		v				
관료			0		v						
청궁			0	v	v						
동자료		v		0	v						
객주인				0	v	v					
함염				0	v	v					
헌리				0	v	v					
곡빈		v		0							
솔곡		v		0							
부백		v		0							
규음		v		0							
완골		v		0							
본신				0				v			
양백				0				v			
임읍		v		0				v			
목창				0				v			
정영				0				v			일월: 족태음 교회
승령				0				v			
뇌공				0				v			
풍지				0				v			
견정				0	v			v			
일월				0							
환도		v		0							
대맥				0						v	
오추				0						v	
유도				0						v	
居髎				0					v		
양교				0				v			
천료					0				v		
예풍				v	0						
각손				v	0	v					
화료			v	v	0						

76

	독맥	태양		소양		양명		양유	양교	대맥	음경과 교회
		족	수	족	수	족	수				
승읍						0			V		승읍: 임맥 교회
巨髎						0			V		
지창						0	V		V		
하관				V		0					
두유				V		0		V			
기충						0					기충: 충맥
臂臑							0				발기
견우							0		V		비노: 수양명
거골							0		V		낙맥 교회
영향						V	0				

<표 2> 음경 교회혈 총표158)

v: 교회

	임맥	태음		궐음		소음		음유	음교	충맥	양경과 교회
		족	수	족	수	족	수				
승장	0										승장: 족양명 교회
염천	0							V			상완: 족양명,
천돌	0							V			수태양 교회
상완	0										
중완	0										중완: 수태양,
하완	0	V									수소양, 족양명
음교	0									V	생성
관원	0	V		V		V					
중극	0	V		V		V					
곡골	0			V							
회음	0									V	회음: 독맥,
삼음교		0		V		V					충맥 교회
충문		0		V							
부사		0		V				V			
대횡		0						V			

---

158) 임종국: 前揭書, pp.173 - 174.

v: 교회

	임맥	태음		궐음		소음		음유	음교	충맥	양경과 교회
		족	수	족	수	족	수				
복애	O							v			
중부	v	O									
장문			O								장문: 족소양 교회
기문	v		O					v			
천지					O						
횡골						O				v	
대혁						O				v	
기혈						O				v	
사만						O				v	
중주						O				v	
황유						O				v	
상곡						O				v	천지: 족소양 교회
석관						O				v	
음도						O				v	
통곡						O				v	
유문						O				v	
조회						O			v		
교신						O			v		
축빈						O			v		

보완: 족양명경, 족태음경이 임맥의 관원에서 결교하고(三結交者 陽明 太陰也 臍下三寸關元也, 靈樞 寒熱病), 수
양명경이 광대뼈를 지나 치근에 이어지는 곳이 대영이며(臂陽明有入구遍齒者 名曰大迎, 靈樞 寒熱病) 족태
양경이 관골로 들어가 치근에 이어지는 곳을 각손이라 하고(足太陽有入구遍齒者 名曰角孫, 靈樞 寒熱病)
족양명경이 코를 끼고 면상으로 들어가는 곳을 현로라 하며(足陽明有挾鼻入于面者 名曰懸顱, 靈樞 寒熱病)
족태양경이 목을 지나 뇌에 이어지는 부위를 안계(孫鼎宜는 眼系를 天柱의 별칭이라 하였음)라 하고, 족태양
경은 뇌로 들어가 음교맥과 양교맥으로 나뉘어 속하는데 음양이 교차하여 양기는 안으로 들어가고 음기는 나
온다(足太陽有通項入于腦者 - 名曰眼系 - 入腦乃別陰蹻陽蹻 陰陽相交陽入陰出, 靈樞 寒熱病).

있다. 결교의 경우 예를 들어, 『素問』「痿論」에 충맥이 기가에서 양
명경과 만나 양명경이 으뜸이 되어 대맥에 속하고 독맥에 락한다[159]
고 하고 있다. 『靈樞』「順逆肥瘦」와 「動輸」에서는 충맥이 족소음

159) 배병철 역: 『素問』, 1999, p.421(衝脈者 - 會於氣街 而陽明爲之長 皆屬於帶脈 而絡
於督脈, 痿論).

경의 대낙맥으로 들어가 氣街(양명경의 기충)를 거쳐 대퇴부 안쪽과 경골 안쪽을 따라 족소음경과 함께 하행하여 足內踝 뒤쪽을 거쳐 발바닥으로 들어간다[160]고 하는 것들이 이것이다.

맥의 만남은 기혈이 흐르는 서로 다른 통관이 상하로 교차되는 형태가 아니다. 상회하거나 상관하거나 결교하는 지점에서 합해지는 맥이 경맥의 구분이 없이 하나의 맥으로 연결되어 혼합될 수 있는 형태로 상정해야 할 것이다. 그 이유는 결교의 경우 여러 경맥이 합쳐 하나가 되기 때문이며, 상관이란 표현도 관통되는 지점에서는 하나가 되어 혼합되는 모습이다. 相會라는 표현도 경맥이 만나서 일단 하나로 합해지는 것을 의미하는 것이지 단순히 스치고 지나간다든가 상하에서 가리를 두고 교차한다는 의미는 아닐 것이다. 그렇지만 상회하는 모습에서는 경맥들은 따로 떨어져 교차하면서도 각각의 경맥에서 분지되어 나온 낙맥이나 손락을 통해 연결되는 형태를 상정해 볼 수가 있다.

경맥의 상회, 상관, 결교는 각 경맥의 유입과 유출 방향이 다르고 두 개 이상의 경맥이 서로 연결되어 하나가 되어 흐르거나, 각 경맥이 다시 분지되어 각각의 순행경로로 계속 운행하는 형태임으로 상회 지점에서의 생리, 병리적 환경변화가 상회하는 경맥들의 계속 운행 상태에 중요한 영향을 미칠 수가 있다.

기혈은 경맥을 순행하는 도중에 위와 같이 다른 경맥의 기혈과 혼합되기도 하지만, 흉곽부나 두면부에서는 십이경맥 모두가 산포되어 혼합되고 있으며, 결분이나 대추, 기충과 같은 일부 경혈 부

---

160) 배병철 역: 『靈樞』, 2001, p.322(夫衝脈者 五臟六腑之海也 五臟六腑皆稟焉 其上者 出于頏顙 滲諸陽 其下者 注少陰之大絡 出于氣街－下至內踝之後屬而別 其下者 幷于少陰之經 滲三陰, 順逆肥瘦).

위들은 여러 경맥과 경별이 순행하는 공통 통로로 이용되고 있다. 예를 들어, 결분을 통해 여러 경맥과 經別의 기혈이 흉곽부로 순행하여 산포되는데, 이때 결분이라는 하나의 부위를 여러 경맥이나 경별이 시차를 두고 통행을 하는지, 아니면 동시에 통행을 하는지가 분명치 않고, 심지어는 상반된 방향으로도 순행을 한다. 결분을 통과한 다음 흉곽부에 산포되거나 각각의 경맥을 따라 각기 다른 방향으로 분산되어 순행하고 있다.

경맥들이 만나는 또 하나의 형태는 종맥이다. 종맥[161]의 만남은 여러 경맥이 결교하여 하나가 되는 형태인데, 그 형태는 경맥의 형태를 유지하는 것이 아니라 종맥이 형성되는 그 주변에 여러 경맥의 기가 산포되어 하나로 혼합되는 모습이다. 종맥이 결교하여 그 주변으로 산포되는 기가 종기이다. 종기는 십이경맥이 모두 결교하여 혼합되는 두면부에 형성되고, 흉복부에 형성된다.

경맥들의 상회에서 특이한 점은 수소음 심경과는 상회하는 경이 없고 수태음 폐경은 중부에서 비경과 만나고, 수궐음 심포경은 천지에서 족소양 담경과 만나는 것으로 심폐를 담당하는 수삼음경은 타경과 상회하는 경우가 없거나 극히 적다는 점이다. 물론 모든 십이경맥은 수삼음경의 기혈이 일어나는 흉곽부에 산포되어 수삼음경과 혼합된다. 반면 양경맥들은 수부나 족부 등 인체 전반에 걸쳐 모두 교회하는 경우가 비교적 많다.

표리가 되는 음양경맥 간의 전후 연결 형태는 하나의 경맥에서 분지되어 나온 낙맥과 손락을 따라 기혈이 흘러가서 표리 장부의 경맥에서 뻗어 나온 손락에 이어지고 계속하여 낙맥을 따라 그 장

---

161) 배병철 역: 『靈樞』, 2001, p.155(手陽明之別 名曰遍歷 - 其別者 入耳中合于宗脈,經脈).

부의 경맥으로 흘러 들어가는 형태를 취하고 있는데,[162] 앞에서 기술하고 있는 상회의 모습도 교차하는 경맥과 경맥이 직접 연결되는 것이 아니라 하나의 경맥에서 뻗어 나온 낙맥과 손락이 상회하는 경맥의 분지인 손락과 낙맥에 연결되는 모습으로 그 연결되는 형태가 그려진다.

4. 경맥 구성부분의 여러 형태(계, 곡, 절, 낙, 穴)

1) 谿와 谷

『素問』「徵四失論」에 경맥이 열둘이고 낙맥이 365개라는 것은 모든 사람이 명확히 아는 바이다[163]라고 하고 있으며, 『素問』「五臟生成」에는 衛氣가 머무르고 사기가 침입하는 경맥을 큰 골짜기(大谷)라 표현하고 낙맥을 작은 산골의 물길(小谿)이라 표현하고 있다.[164]

『素問』「氣穴論」에는 肌肉이 크게 모인 곳을 곡이라 하고 기육이 작게 모인 곳을 계라고 하는데, 분육 사이와 계곡이 모이는 곳

---

162) 배병철 역: 上揭書, p.152(諸絡脈皆不能經大節之間 必行絕道而出 入復合于皮中 其會皆見于外, 經脈).

163) 배병철 역: 『素問』, 1999, p.871(夫經脈十二 絡脈三百六十五 此皆人之所明知, 徵四失論).

164) 배병철 역: 전게서, p.144(人有大谷十二分 小谿三百五十四名 −此皆衛氣之所留止 邪氣之所客也, 五臟生成: 張介賓은 大谷을 팔과 다리의 12관절이라 해석하면서, 여러 注에서 경맥으로 해석되고 있음이 잘못이라고 지적하고 있다.).

으로 영위의 기가 운행하며 대기가 모인다. 계곡은 365혈과 만나는데 이는 한 해와 상응하고, 손락도 365혈과 만나는데 이는 한 해와 상응한다[165]고 하고 있다. 이는 경락이 분육 사이의 계곡으로 운행하고 있음을 말해 주고 있다.

2) 節과 節之交

절과 관절은 유사하지만 다르다. 『내경』에서 절은 대부분의 주석서의 경우 뼈와 뼈가 맞닿는 관절을 의미하는 것으로 보고 있는데, 뼈와 뼈가 맞닿는 관절이 천인상응을 설명하는 데 인용될 수 있을 만큼 한의학적 인체 생리나 병리상에 미치는 영향은 전혀 없으며, 실제로 인체의 관절은 206개로서 『내경』에서 나와 있는 365 절지교와는 그 숫자의 차이가 너무 크다. 『내경』에서 말하고 있는 절은 나무줄기에 가지나 잎이 붙은 마디를 의미하듯 경맥에서 낙맥으로 분지되는 마디를 의미하는 것으로 볼 수도 있으나, 실제로 절은 경맥에서 낙맥이 분지되는 마디가 아닌 경맥이나 낙맥의 한 토막 줄기로 해석해야 할 때가 많으며, 이어지는 부분으로서의 마디라는 뜻에 걸맞은 표현은 절지교라고 할 수가 있다.

　『素問』「寶命全形論」에는 인체의 십이경맥을 12절로 표현하고 있어[166] 여기에서는 절이 경맥의 줄기를 말하고 있으며, 『素問』「調

---

165) 배병철 역: 전게서, p.502(肉之大會爲谷 肉之小會爲谿 分肉之間 谿谷之會 以行榮衛 以 會大氣 - 谿谷三百六十五穴會 亦應一歲 - 孫絡三百六十五穴會 亦以應一歲, 氣穴論).

166) 배병철 역: 전게서, p.283(天有陰陽 人有十二節 天有寒暑 人有虛實 - 知十二節之理 者 聖智不能欺也, 寶命全形論).

經論」에는 십이경맥은 모두 365절과 연계되어 있다고 표현함으로써167) 365개의 낙맥의 줄기를 절이라 표현하고 있다. 『素問』「針解」에서도 365 낙맥의 기를 365節氣로 표현함으로써168) 낙맥을 절로 표현하고 있다.

『靈樞』「九針十二原」에는 절의 교차함이 365곳에서 만나는데 - 그 흐름이 무한히 산포되는데, 절이란 神氣가 유유히 운행 출입하는 곳으로서 피육근골이 아니다169)라고 말하고 있음으로써, 여기에서 절이 관절을 의미하고 있지 않음을 확실하게 알 수 있으며, 또한 12原穴은 五臟이 365節之會의 기를 품수하는 곳이다170)라는 표현도 있는바, 절은 경락이며 절지교 또는 절지회는 경락이 만나고 분지되는 경혈 부위를 말하는 것으로 판단할 수가 있다. 『靈樞』「小針解」에서 절이 365곳에서 교차하여 만난다는 것은 낙맥의 기가 모든 절에 스며든다는 것이다171)라고 한 것은 365개의 낙맥이 365개의 절을 형성하면서 경맥과 이어지고 있음을 설명하고 있다.

절지교는 한 줄기가 들어오는 줄기 또는 나가는 줄기들과 연결되는 마디로서, 이 마디까지 흘러 들어온 내부의 흐름은 이 마디

---

167) 배병철 역: 전게서, p.546(夫十二經脈者 皆絡三百六十五節 節有病必被經脈 經脈之病 皆有虛實, 調經論: 단, 배병철은 절을 腧穴로 해석하고 있음).

168) 배병철 역: 전게서, p.480(人九竅三百六十五絡應野 - 九針通九竅 除三百六十五節氣, 針解: 단, 배병철은 절을 腧穴로 해석하고 있음).

169) 배병철 역: 『靈樞』, 2001, p.22(節之交 三百六十五會 - 流散無窮 所言節者 神氣之所遊行出入也 非皮肉筋骨也, 九針十二原).

170) 배병철 역: 상게서, p.24(十二原者 五臟之所以稟三百六十五節之會也, 九針十二原: 배병철은 절지회를 관절로 보고 있는데, 앞뒤 문장으로 보아 연관성이 적음).

171) 배병철 역: 상게서, p.52(節之交三百六十五會者 絡脈之滲灌諸節者也, 小針解: 배병철은 양상선의 주를 인용 "관절이 서로 접하여 365곳에서 만난다고 하는 것은 낙맥 중의 기혈이 전신의 각 절 '365 공혈'에 스며든다."라는 말이라고 해설하고 있는바, 앞의 절은 관절, 뒤의 절은 공혈로 해석하고 있음).

부분에서 혼합되거나 분리되어 계속되는 줄기를 따라 순행하는데, 여기서부터는 흐름의 용량과 속도와 방향이 이전 줄기에서의 흐름과는 달라질 수가 있다. 절지교에서의 기혈의 흐름은 들어오는 줄기의 크기와 숫자가 나가는 줄기의 크기와 수자와 다를 때, 유입속도 또는 절지교의 수용 용량의 크기 여하 등에 따라 순행의 흐름이 달라진다. 예를 들어 절지교 부위에 조절 가능한 낙맥들이 많이 분포되어 있다면 기혈을 수용하여 저류할 수 있는 용량이 커서 유출되는 기혈의 양과 속도와 방향을 조절할 수도 있을 것이므로 기혈순행의 중요한 조절점이 될 수 있다. 절지교는 365낙맥들이 분지되는 365경혈이라 규정할 수가 있는데, 경혈 부위의 병변은 기혈순행의 이상으로 나타나는바, 흐르는 기혈의 다소에 따라 함몰도 되고 팽창도 되며, 발적과 색택의 변화, 압통과 어혈 등이 발생한다.

절과 관련한 개념으로 육절과 피절이라는 것도 있다. 『靈樞』「根結」에는 태양경의 여는 기능이 손상되면 육절이 야위면서 갑작스레 발병한다[172]는 말이 있고, 『靈樞』「邪氣臟腑病形」에는 자침 시 육절에 자침하면 피부에 통증을 느낀다는 표현이 나온다.[173] 또한 『靈樞』「經脈」에는 태음경이 조화롭지 못해 피부와 모발이 메말라 진액이 고갈되면 皮節이 손상되고 피절이 손상되면 피부가 마르고 모발이 부러진다[174]는 표현이 나온다. 이상에서 육절이나 피절은

---

172) 배병철 역: 상게서, p.78(太陽爲開 - 故開折則肉節瀆而暴病起矣 - 瀆者 皮肉宛膲而弱也. 根結: 배병철은 육절을 근육과 근육의 틈을 가리킨다고 했고, 기육과 골절이 맞닿는 곳이라고도 해석함).

173) 배병철 역: 상게서, p.74(刺此者 必中氣穴 無中肉節 - 中肉節則皮膚痛, 靈樞 邪氣臟腑病形: 배병철은 육절을 기육과 골절이 맞닿는 부위로 해석함).

174) 배병철 역: 『靈樞』, 2001, p.147(津液去則皮節傷 皮節傷則皮枯毛折, 經脈.: 단, 배

배병철의 주석과 달리 기육과 골절 또는 피부와 골절로 이해할 수가 있는 것이 아니라 경맥이나 낙맥의 줄기로서의 절과 연관되어 분포되어 있는 기육과 피부의 부분으로 해석되어야 할 것이다.

3) 絡

경맥에서 분지되는 낙맥에는 대락과 소락이 있고, 손락[175]과 혈락, 浮絡 등이 있다. 『素問』「調經論」에 모든 낙맥과 손맥은 경맥으로 관주한다[176]고 하고 있는 바와 같이, 기혈은 경맥에서 낙맥으로 흘러나왔다가 손락을 거쳐 다시 이어지는 낙맥을 통해 다른 경맥으로 흘러 들어간다.

대락으로는 15낙맥이 있지만, 대락이 반드시 15낙맥만을 의미하는 것이 아니라, 脾之大絡, 胃之大絡과 같이 그 기능의 중요성을 강조할 때도 사용되었으며,[177] 소락은 기능과 크기 면에서 대락과의 비교개념으로 보통의 낙맥을 지칭하는 표현으로 사용하고 있는 것이 보통이나,[178] 손락의 개념으로 이해할 수도 있는데, 그 이유는 손락은 낙맥의 범주에 속하기 때문이다. 혈맥이 경맥의 개념과 통하듯이 혈락은 낙맥의 개념과 통한다. 손락은 낙맥의 분지로서

병철은 피절을 피부와 骨節로 해석하였음).

175) 배병철 역: 『素問』, 1999, p.503(孫絡之脈別經者 其血盛而當瀉者 亦三百六十五脈, 氣穴論).

176) 배병철 역: 『素問』, 1999, p.540(絡之與孫脈俱輸於經 血與氣并則爲實焉, 調經論).

177) 배병철 역: 『靈樞』, 2001, p.73(三焦病者－候在足太陽之外大絡 大絡在太陽少陽之間 赤見于脈 取委陽, 邪氣臟腑病形): 족태양경의 낙맥은 飛陽임.

178) 배병철 역: 『靈樞』, 2001, p.220(取之太陽大絡 視其絡脈與厥陰小絡結而血者, 四時氣).

낙맥과 함께 인체의 내외부에 널리 분포되어 있는데, 그중에서도 부락은 손락 중에서 피부에 분포되어 눈으로 관찰될 수 있는 낙맥의 한 종류이다.[179] 피부에서 눈으로 관찰될 수 있는 것은 모세혈관의 팽창이나 수축으로 피부가 붉게 변하거나 청색, 흑색으로 변하는 현상이므로 부락은 혈락의 분지인 '손(혈)락'이라고 추론할 수가 있다.

『靈樞』「動輸」에는 사지 말단의 음양의 기혈이 만나는 큰 통로인 大絡이 막히면 체간부에 있는 四街가 지름길이 되어 그곳으로 기혈이 흘러 막힘이 없다고 하고 있는데,[180] 사지 말단의 대락과 四街를 정확히 규정해 보는 것은 매우 중요한 일이다.

사말의 음경과 양경에서 뻗어 나오는 낙맥은 십이경맥의 인체순환경로상에서 전·후의 경맥을 연결해 주는 매우 중요한 통로이다. 만약 사말에서의 음양경맥이 연결되는 대락이 막히게 된다면 기혈의 인체순환은 그 지점에서 막히게 된다는 결론이다. 「動輸」의 본 문장이 전하고 있는 뜻은 사말의 대락이 기혈순행의 중요한 연결통로이기는 하지만 체간부의 사가도 경맥과 경맥을 연결하는 통로이므로 그 통로를 통해 기혈이 순환하고 있음을 말해 주고 있다. 四街는 『靈樞』「衛氣」의 "胸氣有街 腹氣有街 頭氣有街 脛氣有街"라는 내용에 근거하여 흉부, 복부, 두면부, 四肢部로 해석

---

179) 배병철 역: 전게서, p.150(諸脈之浮而常見者 皆絡脈, 經脈: 視其部中有浮絡者 皆陽明之絡也, 素問 皮部論 p.488).

180) 배병철 역: 전게서, p.457(夫四末陰陽之會者 此氣之大絡也 四街者 氣之徑路也 故絡絕則徑通 四末解則 氣從合相輸如環, 動輸: 이 문장은 手足 懈惰 其脈陰陽之道 相輸之會 行相失也 氣何由還에 대한 답변으로서 양상선은 四街者를 흉부, 복부, 두부, 脛部라 주해하여 이것을 따랐으며, 배병철은 大絡을 오자로 보고 大路로 수정하였으나 필자는 大絡으로 보는 것이 타당하다고 봄. 四街者에 대한 설명은 『靈樞』「衛氣」의 "胸氣有街 腹氣有街 頭氣有街 脛氣有街"라는 내용에 근거할 수 있음).

할 수가 있다. 즉, 경맥에서 분출하여 인체를 망상으로 감싸고 있으면서 온몸에 기혈을 적시는 통로가 되고 있는 수많은 낙맥과 손맥은 사지 말단의 대락이 연결되어 있듯이 모두 음양경맥 간에 서로 연결되어 있음을 알 수가 있다.

4) 穴

經穴은 경맥의 순행 선상에 존재하여 경맥의 기가 순행하는 인체부위 중 刺針으로 氣血의 운행을 조절하는 중요 부위이다. 365 경혈은 氣穴, 수혈 또는 공혈로 표현된다. 365氣穴이 모든 손락과 만나고 모든 계곡과도 만나고 있으므로[181] 경혈은 낙맥과 손락으로 분지되는 지점이고, 기육의 계와 곡이 서로 합하여졌다가 다시 분지되는 부위이기도 하다.

『靈樞』「邪氣臟腑病形」에는 침을 놓을 때는 반드시 氣穴에 침을 놓아야하며, 육절에 놓아서는 안 되고 기혈에 침을 놓으면 침(감)이 통로(巷)에 흐르고, 육절에 침을 놓으면 피부에 통증이 발생하고, 근육에 침을 놓으면 근육이 이완되며 사기가 빠져나오지 못합니다[182]라고 기술하고 있는데, 氣穴은 기가 흐르는 穴자리를 말하는 것으로 경혈에는 기가 흐르는 복도(巷)와 같은 통로가 있는 것이다.

---

181) 배병철 역: 『素問』, 1999, p.496, pp.501-502(余聞氣穴三百六十五 以應一歲-孫絡三百六十五穴會 亦以應一歲-溪谷三百六十五穴會 亦應一歲氣穴論).

182) 배병철 역: 『靈樞』, 2001, p.74(刺此者 必中氣穴 無中肉節 中氣穴則 針游于巷 中肉節則皮膚痛-中筋則筋緩 邪氣不出, 邪氣臟腑病形).

그런데 『靈樞』「經脈」에 사람마다 경맥에 차이가 있어 낙맥도 갈라지는 바가 다르므로 낙맥이 실하면 뚜렷하게 보이나 허하면 가라앉아 보이지 않으므로 위아래에서 찾아야 한다[183]고 설명하고 있는데, 경혈은 경맥을 구성하는 한 부분으로서 경맥에서 낙맥으로 갈라지는 바로 그 지점이므로 경혈의 정확한 지점도 사람마다 다르다는 결론을 도출해 볼 수가 있다.

5. 경맥의 구조적 특성

하나의 경맥은 사람이 눈으로 볼 수 없을 정도로 미세한 구조물로 매우 좁고 가느다랗게 형성되어 있는 것이 아니라, 피부에서부터 골수에까지 이르는 상당한 범위의 깊이와 너비를 형성하고 있으며, 경맥의 횡단면은 상당한 면적을 차지하고 있다. 경맥 횡단면의 전체 면적은 수많은 격막으로 차단되어 있어서 기혈이 그 안에서 자유로이 혼합되는 형태가 아니라, 자침 등으로 격막을 손상시키게 되면 사기가 격막을 통과하여 깊게 침투할 수도 있고, 아니면 기가 허할 시에는 정기를 소통시켜 경맥을 정기로 충만케 할 수가 있다.

경맥은 상기와 같은 형태로 종심을 형성하고 있는데, 경맥 안에서의 기혈 흐름의 종심이나 유량은 사시의 계절적 변동과 또는 인체의 생리적 환경 변화에 따라 영향을 받으며, 그 속을 흐르는 기

---

183) 배병철 역: 전게서, p.159(求之上下 人經不同 絡脈異所別也, 靈樞 經脈).

혈의 양과 허실에 따라 경맥이 단단해지기도 하고 물렁물렁해지기도 한다.

경맥은 기혈순행의 큰 줄기이며 365개의 낙맥으로 갈라져 나가고 다시금 손락으로 갈라져 전신에 망상으로 분포한다. 손락으로 분포된 기혈은 표리가 되는 경맥으로부터 뻗어 나온 손락과 낙맥을 경유하여 표리경맥으로 흘러 들어간다.

사말 부분의 대락과 낙맥들이 경맥과 경맥들을 연결해 주는 주요한 연결통로로 역할을 하고 있으나, 인체의 四街(흉부, 복부, 두부, 脛部)에서도 낙맥들이 연결되어 있어 지름길 역할을 하고 있으므로 사지의 낙맥이 막히더라도 인체 전반에 널리 퍼져 四街를 이루고 있는 여러 낙맥들을 통해 기혈이 소통되어 경맥순환이 원활히 이어루지고 있다.

경맥은 인체를 순행하면서 경맥들 간에 相會, 상관, 결교하여 여러 흐름이 하나가 되기도 하고 하나의 흐름이 갈라지기도 한다. 경맥이 상회하여 하나가 되었다가 다시금 분지되는 형태는 음양경맥들이 연결되는 정상적인 방식대로 하나의 경맥에서 낙맥 − 손락을 거쳐 다음으로 연결되는 경맥의 손락 − 낙맥을 통해 연결되는 형태를 취한다고 말할 수가 있다. 그런데 상관이나 결교하는 모양은 전기의 방법대로 낙맥과 손맥을 통해 서로 연결될 수도 있지만, 큰 줄기의 경맥들이 곧바로 연결되어 하나의 경맥을 형성하거나 서로 관통하여 지나가는 형태로도 생각해 볼 수가 있다.

Ⅳ. 경맥의 생·병리 반응과
생체조직적 특성

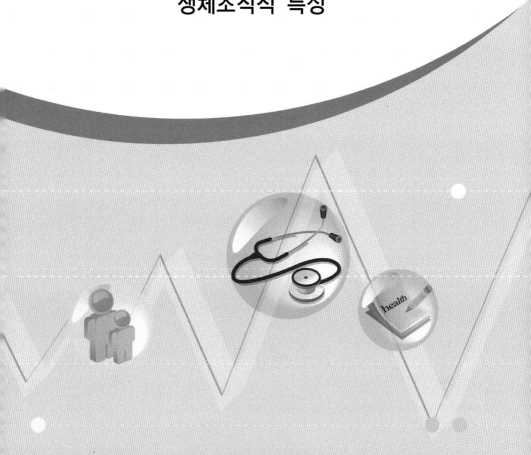

1. 기혈의 순행경로 겸 사기의 침투경로

『靈樞』「九針十二原」에 의하면 경맥은 기혈이 역 방향이나 순 방향으로 출입하며 만나는 곳으로서, 미세한 침으로 기혈의 운행을 조절할 수 있는 곳이며,[184] 『素問』「繆刺論」에 의하면 정기뿐만이 아니라 외사가 침입하여 손맥, 낙맥, 경맥을 거쳐 장부에까지 들어가는 길이며, 장부의 병변이 경락을 통해 다른 장부에 영향을 미치기도 한다.[185]

『靈樞』「百病始生」에 의하면 사기는 피부를 통해 인체에 침입하여 피부의 손락에서 기육의 낙맥을 거쳐 경맥으로 들어가고, 경맥에서 사기가 제거되지 않으면 輸脈[186]으로 들어가게 되어 수족 육경의 경기가 잘 소통되지 않아 사지에 동통이 생기고, 사기가

---

184) 배병철 역: 『靈樞』, 2001, pp.11‒12(欲以微針通其經脈 調其血氣 營其逆順出入之 會, 九針十二原).

185) 배병철 역: 『素問』, 1999, p.548(邪氣之客于形也 必先舍于皮毛 留而不去 入舍于孫 脈 留而不去 入舍于絡脈 留而不去 入舍于經脈 內連五臟, 繆刺論).

186) 배병철은 輸脈을 背腧穴이 있는 방광경으로 주석(배병철 역: 영추, p.492)하였으나, 필 자는 배병철과 달리 경맥의 맥 외 부분(위기의 순행경로: 본서 脈痿 관련 부분의 각주 242, 244 참조)으로 판단함.

머물러 제거되지 않으면 척추 안쪽의 충맥으로 들어가게 되어 몸
이 무겁고 전신에 통증이 오며, 사기가 계속 머물러 제거되지 않
으면 장위로 들어가고 더 나아가 장위 바깥의 膜原에 전이된
다.[187] 『靈樞』「刺節眞邪」에는 경맥을 타고 침입한 사기가 근, 골
로 들어가 울결되면 氣가 그곳에 뭉쳐 筋瘤, 骨瘤가 되고, 위기와
진액이 오래 머무르면 腸瘤나 昔瘤가 되며, 사기가 기육에 머물러
종기가 뭉치고 사기가 제거되지 않으면 열이 나고 화농이 생기거
나 肉瘤(혹)가 발생하는 현상이 설명되어 있다.[188]

경맥과 낙맥은 기혈의 순행경로이자 사기의 침투경로이기도 하
고, 기혈이 순역으로 유주하면서 사기와 만나 울결되는 부위이기도
하며, 경락조직 자체 내지 그 주변의 피부와 근골에 이상반응을
보이게 하거나 경락 자체가 손상되기도 하고, 적체된 부위와 전신
에 통증을 유발하기도 하며, 장부에까지 병변이 전이되게 하는 통
로가 되기도 한다. 또한 경락은 미세한 침으로 자극하여 기혈의
흐름을 조절할 수 있는 곳이기도 하고, 혈맥이나 혈락에 자침하여
울결되어 있는 악혈을 흩뜨려 놓거나 출혈시켜 제거할 수 있는 곳
이기도 하다.[189]

---

187) 배병철 역: 『靈樞』, 2001, pp.490-491(是故虛邪之中人也 始于皮膚 皮膚緩則腠理
開 開則邪從毛髮入－皮膚痛 留而不去 則傳舍于絡脈 在絡之時 痛于肌肉－留而不
去 傳舍于經 在經之時 洒淅喜驚 留而不去 傳舍于輸 在輸之時 六經不通 四肢則痛
－留而不去 傳舍于伏衝之脈 在伏衝之脈時 體重身痛 留而不去 傳舍于腸胃－留而
不去 傳舍于腸胃之外 募原之間 留著于脈 稽留而不去 息而成積, 百病始生).

188) 배병철 역: 전게서, pp.567-568(有所結 中于筋－發爲筋瘤－有所結 中于肉 宗氣歸
之 邪留而不去 有熱則化而爲膿 無熱則爲肉瘤, 刺節眞邪).

189) 배병철 역: 전게서, p.223(取血脈以散惡血, 五邪: 取足太陰厥陰 盡刺去其血絡－先
取足太陽之䐃中及血絡出血, 熱病 pp.248-249).

2. 경맥조직의 손상

1) 경락의 출혈

경락의 실체인 맥은 영혈과 한 몸인 영기를 단속하여 벗어나지 못하게 하는 것이라고 『靈樞』「결기」는 경락조직의 실체성을 말하고 있다. 경맥은 혈을 받아들여 이를 운행하는데,[190] 『靈樞』「癰疽」에 혈이 고갈되어 공허해지면 근골, 기육이 영양을 받지 못하고 경맥이 손상되어 새어 나오며 오장을 좋여 오장이 손상되므로 죽음에 이를 수도 있다[191]고 하고 있으며, 『靈樞』「百病始生」에는 갑자기 음식을 많이 먹으면 장위가 그득하고 기거가 무절제하거나 힘을 과도하게 쓰면 낙맥이 손상당하는데, 陽絡이 손상당하면 혈이 외부로 넘쳐 코피가 나고 陰絡이 손상당하면 혈이 내부로 넘쳐 대변출혈이 발생한다[192]고 서술하고 있다. 또한, 『素問』「刺腰痛」에는 대맥(衡絡之脈)에서 허리가 아픈 것은 무거운 것을 들다가 허리를 다쳐 횡락이 끊어지고(絶) 그곳에 나쁜 피가 몰려서 아프게 된 것이다[193]라는 표현이 나온다.

경맥이나 낙맥의 조직이 손상되면 혈이 경락에서 빠져나가 그

---

190) 배병철 역: 『靈樞』, 2001, p.168(經脈者 受血而營之, 經水).

191) 배병철 역: 전게서, p.626(血枯空虛 枯空則筋骨肌肉不相榮 經脈敗漏 薰于五臟 臟傷 故死矣, 癰疽).

192) 배병철 역: 전게서, p.495(卒然多飮食 則脹滿 起居不節 用力過度 則絡脈傷 陽絡傷 則血外溢 血外溢則衄血 陰絡傷則血內溢 血內溢則後血, 百病始生).

193) 배병철 역: 『素問』, 1999, p.349(衡絡之脈 令人腰痛 - 得之擧重傷腰 衡絡絶 惡血歸 之, 刺腰痛).

주변 조직으로 몰리게 되어 통증을 유발하거나, 인체의 외부 또는 내부에서 출혈을 일으켜 코피로 나오거나 혈변으로 나오기도 하고, 특히 경맥이 손상되어 혈이 빠져나오면 죽음에 이를 수도 있다. 즉, 경맥이나 낙맥에 속하는 한 부분으로서의 혈맥이나 혈락, 또는 경맥이나 낙맥의 다른 이름으로서의 혈맥이나 혈락은 혈이 밖으로 새어 나가지 않게 보호하고 있는 인체조직의 하나로서 영양이 부족하거나 과로 등으로 기력이 허하여지면 손상당할 수 있는 조직이다.

2) 經終과 絡絕

岐伯은 『素問』「診要經終論」에서 十二經脈之終에 대한 물음에 대해 태양, 소양, 양명, 소음, 태음, 궐음의 순으로 경맥의 기가 끊어질(終) 때 나타나는 증상을 설명한다.[194] 『素問』「痿論」에는 슬픔이 지나치면 심포의 낙맥이 끊어져(絕) 막혀 양기가 내부에서 요동한다[195]고 하였고, 『素問』「奇病論」에는 사람이 임신한 지 9개월이 되어 말을 못 하게 되는 경우는 자궁의 낙맥이 끊어진 것이다[196]라는 표현이 나온다.

경종이나 낙절은 경락이 손상되어 출혈된 상태로 기혈의 순행을 방해하는 상태를 포함할 수도 있지만, 주로 인체 내·외부로의 출

---

194) 배병철 역: 전게서, pp.183-184(願聞十二經脈之終奈何 - 太陽之脈其終也 戴眼 - 少陽終者 耳聾 - 陽明終者 口目動作 - 此十二經之所敗也, 診要經終論).

195) 배병철 역: 전게서, p.419(悲哀太甚 則胞絡絕 胞絡絕則 陽氣內動, 痿論).

196) 배병철 역: 『素問』, 1999, p.437(人有重身 九月而瘖 此爲何也? 胞之絡脈絕也, 奇病論).

혈이 아닌 상태에서 경락이 막혀 맥을 이루는 내용물인 기혈의 흐름이 차단되어 더 이상 기의 순행이 원활하지 못하게 된 상태를 표현하고 있다. 즉, 경종이나 낙절은 혈의 흐름보다는 기의 흐름이란 관점에서 정상적 생리작용에 필요한 용량의 기 순행이 차단되고 있음을 말하고 있는데, 기는 生血, 行血, 攝血을 하는 氣爲血之師이므로 기의 흐름이 장애를 받는 만큼 혈의 순행도 원활하지 못한 상태임을 생각할 수 있다.[197]

경락은 조직의 손상으로 출혈이 되거나 경종, 낙절 등으로 기의 흐름이 끊어져 기혈이 온전하게 통하지 못하는 상태가 발생할 수도 있는데, 이는 하나의 고리로 연결되는 후속 경맥으로의 기혈 흐름에 막대한 지장을 초래할 수가 있다.

십이경맥이 하나의 고리로 연결되어 인체를 순환하는 상황에서 중간의 어느 한 경맥이 막히거나 손상되어 기혈의 순행이 끊어지면 그 이후의 모든 경맥에도 기혈의 운행이 끊어져야 하거나, 또는 계속 이어지는 이후의 경맥으로 낙맥과 같은 지름길로 이어진다고[198] 하더라도 기혈의 정상흐름에는 반드시 이상이 생기게 되어 있는 것이므로 순차적으로 이어지는 모든 후속 경맥에 대해 일률적으로 유사한 영향을 미쳐야 하는 것이다.

그러나 경맥의 기혈이 끊어진 부분과 해당 장부에만 주로 병증이 두드러지게 나타나며, 병변의 타 장부에 대한 전이는 경맥순행 경로의 배열과는 큰 연관이 없이 주로 오장육부의 음양오행의 배

---

197) 김완희: 『한의학 원론』, 2003 p.285(기체와 혈어, 기허와 혈허가 대개 동시에 나타난다.).
198) 배병철 역: 『靈樞』, 2001, p.457(夫四末陰陽之會者 此氣之大絡也 四街者 氣之徑路也 故絡絕則徑通 四末解則 氣從合相輸如環, 動輸).

속 원칙 내지 표리장부 관계에 따라 이루어지고 있다. 이러한 점들은 기혈의 경맥순환이 각각의 경맥별로 따로따로 이루어지고 있음을 암시해 주고 있는 요소가 될 수 있다.

3. 경맥의 병리적 이상반응 요인과 양상

1) 경맥 이상반응의 요인

경락의 반응은 인체의 생리, 병리, 변증시치 등에서 중요한 의의를 가지고 있다.[199] 경락의 병리적 이상 반응은 모든 한의학적 病因,[200] 즉 풍, 한, 서, 습, 조, 화의 외감 육음지사와 내상칠정, 음식실조, 노권손상, 외상이 그 요인으로 작용할 수 있는데, 주로 장부의 병변과 같은 인체 내부적 요인이 경락을 통하여 체표에 나타나기도 하는 반면, 六淫邪의 영향이나 계절의 변화 등과 같은 외부 환경적 요인의 직접적인 작용에 의해 나타난다.

예를 들어, 장부의 병변은 경락을 통하여 체표의 일정한 부위에 압통, 결절, 융기, 凹陷, 충혈들의 반응으로 나타난다.[201] 체표에 나타나는 이러한 반응들은 경락의 기능과 작용에 영향을 주는 것으로 경락조직 자체 내지는 경락을 둘러싸고 있는 주변 부위 조직

---

199) 김완희: 상게서, p.136.
200) 김완희: 상게서, pp.192-201.
201) 김완희: 상게서, p.137.

들의 이상반응으로 나타나고 있는 것이다. 이러한 변화가 경락조직 자체의 병변을 의미하는 것인지 아니면 그 경락 주위의 세포조직들에 병변을 일으켜 경락의 흐름과 작용에 영향을 주는 것인지는 서로 다른 문제이다. 즉, 경락조직 자체의 병변과 경락 주위 조직의 병변에 따른 경락의 구조와 기능의 변화로 나누어 생각해 볼 필요가 있는 것이다.

그렇지만 경락조직 주위의 병변이 경락 자체의 순행범위를 침범하여 경락의 흐름과 작용에 영향을 줄 정도라면 경락의 구조와 기능에 영향을 미치고 있는 것이기 때문에 경락조직의 변형이라고도 볼 수 있다. 또한, 경락의 이상반응이 경맥만의 변화인지 아니면 손맥이나 낙맥의 병변인지 또는 서로 어떻게 연관되어 있는지를 분석해 볼 필요가 있다.

2) 경맥 이상반응의 양상

『靈樞』「經脈」에 의하면 경맥은 성하기도 하고 허하기도 하며, 열이 나기도 하고 차가워지기도 하고, 함몰되기도 한다.[202] 또한, 경맥이 갑자기 뛰는 것은 모두 사기가 침입하여 경맥의 본말에 머물기 때문이며 사기가 경맥에 모여 움직이지 않으면 울결하여 열로 변하고 경맥이 견실하지 않으면 함몰하여 경맥이 공허해진다[203]라고 하고 있는바, 상세 내용을 살펴보면 아래와 같다.

---

202) 배병철 역: 『靈樞』, 2001, p.130(盛則瀉之 虛則補之 熱則疾之 寒則留之 陷下則灸之. 經脈).
203) 배병철 역: 상게서, p.151(脈之卒然動者 皆邪氣居之 留于本末 不動則熱 不堅則陷且

(1) 함몰과 팽창(허와 실)

『素問』「調經論」에 혈기와 사기가 뒤엉켜 주리, 분육 사이에 머물면 맥이 견실하면서도 크게 뛰므로 實이라 하고, 피부가 수축되고 기육이 단단하게 오그라들어 영혈의 흐름이 응체되고 위기가 흩어지므로 虛라 한다[204]고 설명하고 있다. 『靈樞』「終始」에는 허하면 맥의 크기는 예전과 같으나 단단하지 않고, 실하면 맥의 크기는 예전과 같으면서 더욱 단단해지는 것이다[205]라고 하고 있다.

여기에서 설명하고 있는 허와 실은 맥박의 강도를 말하는 것으로서, 맥이 실해지는 것은 혈기와 사기가 뒤엉켜 분육 사이에 머물러 있음으로써 기혈이 흐르는 공간이 좁아져서 높은 압력으로 순행하고 있는 모습을 묘사하고 있고, 맥이 허해지는 것은 기혈이 흐르는 공간은 그대로이지만 유입되는 기혈의 흐름이 응체되어 그 흐르는 양이 부족해져 영혈이 주위의 피부와 기육을 충분히 유양치 못해 수축되고 오그라들어 있는 모습을 묘사하고 있는 것으로 해석된다. 즉, 실이란 유입되는 기혈의 양이 증가하였거나 기혈의 흐르는 공간이 좁아진 상태로 볼 수가 있고, 허란 기혈이 경락의 공간 내에서 죽상 등으로 응체되어 그 흐름이 느리거나 흐르는 양이 부족해진 상태로 볼 수가 있다.

경맥의 허실은 경락 자체의 조직이나 경락 주변 조직의 팽창이나 함몰과 연관된다. 즉, 맥이 허하면 경락이 함하고[206] 허한 것을 사

空, 經脈).

204) 배병철 역: 『素問』, 1999, p.542(血氣與邪幷客於分腠之間 其脈堅大 故曰實 - 皮膚收 肌肉堅緊 榮血泣 衛氣去 故曰虛, 調經論).

205) 배병철 역: 『靈樞』, 2001, p.119(虛者 脈大如其故而不堅也 - 實者 脈大如其故而益堅也, 終始).

하면 경맥이 공허해진다.207) 반대로 맥이 창만하면 맥이 혈로 가득 차서 경맥이 팽창하고 늘어지므로 침을 놓아 출혈시켜야 한다.208)

팽창의 현상은 다음과 같다. 『素問』「調經論」에 낙맥과 손맥의 기혈이 경맥으로 관주하여 함께 모이면 실해진다209)고 하였고, 『靈樞』「衛氣失常」에는 기혈이 머무르면 낙맥이 팽창하여 융기한다210)고 하고 있다. 『靈樞』「九針十二原」에는 혈맥이 脈穴에서 막히면 그 부위가 뚜렷하게 보이며 만지면 유난히 단단하다211)고 하고 있다. 즉, 경맥에 기혈이 정상 이상으로 많이 모이면 경맥이 실해지고, 그곳에 기혈이 머무르면 낙맥으로 기혈이 가득 차게 되어 팽창현상이 나타나는 것이고, 맥상이 실한 경우 동통이 있으므로 자침하여 치료한다212)고 『靈樞』「終始」는 밝히고 있다. 따라서 맥은 일정한 부피를 가지고 있는 인체조직으로 볼 수가 있다. 그 조직이 팽창하는 것은 정상적인 상태의 조직 안으로 기혈이 정상 이상으로 몰리는 경우이거나, 조직이 이상을 일으켜 그 공간이 좁아짐213)으로 해서 정상적인 기혈의 유입에도 불구하고 조직이 팽창하고 융기하여 동통을 유발할 수 있는 두 가지의 경우인데, 이

---

206) 배병철 역: 전게서, pp.564－565(上熱下寒 視其虛脈而陷下于經絡者取之, 刺節眞邪).
207) 배병철 역: 전게서, p.85(虛而瀉之 則經脈空虛 血氣竭枯, 根結).
208) 배병철 역: 전게서, p.235(脈癲疾者－四肢之脈皆脹而縱 脈滿 盡刺之出血, 癲狂).
209) 배병철 역: 『素問』, 1999, p.540(絡之與孫脈俱輸於經 血與氣并則爲實焉, 調經論).
210) 배병철 역: 『靈樞』, 2001, p.435(血氣之輸 在于諸絡 氣血留居 則盛而起, 靈樞 衛氣失常).
211) 배병철 역: 전게서, p.17(血脈者 在腧横居 視之獨澄 切之獨堅, 九針十二原: 腧는 경맥이나 혈맥의 뚫려 있는 공간, 즉 기혈이 순행하는 구멍을 말하며, 자침 부위를 말하는 경혈이 아님).
212) 배병철 역: 전게서, p.122(刺諸痛者 其脈皆實, 終始).
213) 경맥조직 내부의 손상이나 이 물질의 부착 등으로 공간이 좁아진 상태.

때 자침하여 순행하는 기혈의 양을 조절하거나 변형되어 좁아진 조직의 공간을 정상화시킬 수가 있다는 것으로 이해할 수가 있다.

함몰의 현상은 다음과 같다. 『靈樞』 「禁服」에 맥이 함하하면 혈맥 속에서 혈이 울결하여 혈관에 어혈이 있는 것이다[214]라고 하고 있으며, 『靈樞』 「口問」에는 胃氣가 충실하지 못하면 여러 경맥이 공허해지고 여러 경맥이 공허해지면 근맥이 이완된다[215]고 하고 있다. 또한, 경맥이 공허하면 맥비가 발생하고 전변되어 맥위가 된다.[216] 기가 소모되면 맥이 공허해지고,[217] 심기에 열이 있으면 하부의 맥이 위로 올라가서 하부의 맥이 공허해져서 맥위가 발생한다.[218] 즉, 多血多氣이어야 할 胃氣가 충실하지 못하면 여러 경맥이 공허해지고, 기혈이 한쪽으로 몰리면 다른 쪽이 공허해지며, 혈맥 속에 혈이 울결되어 혈관에 어혈이 생기면 기혈의 소통이 원활치 못하여 함몰현상[219]이 나타나고 맥위가 발생한다. 경맥의 함몰 현상은 경맥조직의 이상에 의한 공간적 부피의 축소 현상은 발생하지 않았으나 경맥조직 안을 순행하는 기혈이 응체되어 그 흐름이 느리거나 그 흐르는 양이 부족해져 그 부위가 꺼져 있는 상태로 표현된다. 경맥의 허한 상태가 오래 지속되면 맥위로까지 전변되어 경맥조직 자체가 쪼그라든다.

즉, 맥은 일정한 크기와 부피를 가지고 있는데 경맥조직 내부의

---

214) 배병철 역: 『靈樞』, 2001, p.378(陷下者 脈血結于中 中有著血, 禁服).

215) 배병철 역: 전게서, p.274(胃不實則諸脈虛 諸脈虛則筋脈懈惰, 口問).

216) 배병철 역: 『素問』, 1999, p.419(大經空虛 發爲脈痹 傳爲脈痿, 痿論).

217) 배병철 역: 전게서, p.543(悲則氣消 消則脈空虛, 調經論).

218) 배병철 역: 전게서, p.417(心氣熱 則下脈厥而上 上則下脈虛 虛則生脈痿, 痿論).

219) 배병철 역: 『靈樞』, 2001, p.268(視其虛實 及大絡之血結而不通 及虛而脈陷空者而 調之, 周痹).

공간적 상태에 의해 기혈의 운행상태가 달라지고 이에 따라 경락이 단단해지기도 하고 물렁물렁해지기도 한다. 맥의 허와 실에 따라 기육과 주리, 피부가 팽창하거나 수축되므로 기육과 주리, 피부의 팽창과 함몰 상태를 보고 맥의 허와 실을 판단한다. 경맥과 낙맥은 일정한 공간적 부피를 가지고 있는 조직으로서 전신의 기육과 주리, 피부에 사이에 존재하며, 혈에 기를 담아 나르는 통로이다.

그런데 『素問』 「皮部論」에 사기가 낙맥에 들어가면 낙맥이 성해지며 색깔이 변하고, 사기가 경맥으로 들어가면 허해지고 함하[220]한다고 밝히고 있는바, 경락의 팽창은 발병 초기에 낙맥에 들어온 사기와 싸우기 위해 낙맥으로 기혈이 몰리는 현상이고, 병이 오래되어 사기가 경맥에 침범하면 경맥 내 기혈의 응체 등으로 기혈의 흐름이 느리고 적어져 허해지는 것으로 이해된다.

(2) 發赤과 색택의 변화

『素問』 「皮部論」에는 피부에 있는 浮絡의 상태에 따라 피부의 색갈이 청, 적, 황, 흑, 백으로 변하고, 색택의 변화에서 통비한열을 알 수 있다[221]고 말하고 있고, 『靈樞』 「血絡論」에 혈맥에 사기가 성하면 단단하고 충만하여 붉은 색을 띤다[222]고 하고 있다.

『靈樞』 「論疾診尺」에는 혈맥을 진찰할 때 적색이 많으면 열이 많고 청색이 많으면 통증이 많으며 흑색이 많으면 오래된 痹證이

---

220) 배병철 역: 『素問』, 1999, p.491(其入於絡也 則絡脈盛色變 其入客於經也 則感虛乃陷下, 皮部論).

221) 배병철 역: 『素問』, 1999, p.488(視其部中有浮絡者－其色多靑則痛 多黑則痹 黃赤則熱 多白則寒 五色皆見則寒熱也, 皮部論).

222) 배병철 역: 『靈樞』, 2001, p.326(血脈盛者 堅橫以赤, 血絡論).

고 적, 흑, 청색이 모두 나타나면 한열병이며, 특히 청색 혈맥이 나타날 때는 한사가 그 원인이라고[223] 하고 있음으로써, 피부만의 변색이 아니라 경맥으로서의 혈맥의 변색을 말하고 있다.

즉, 피부에서의 發赤 등 색택의 변화는 경락의 한 부분인 浮絡의 충만된 상태나 탈혈된 상태, 한열의 상태, 통증의 상태를 판단할 수 있는 징후가 되는데, 이러한 색택의 변화는 경락조직 자체의 색깔 변화라기보다는 경락조직 주변에 분포된 피부와 기육의 색택 변화로 보인다. 반면 『靈樞』「論疾診尺」의 내용은 혈맥 자체의 색택 변화도 포함되고 있음이 확실하다. 즉, 색택의 변화는 혈맥과 부락의 변화와 유관한 것으로 인체의 국부적인 색택 변화는 물론 인체 전반의 색택 변화도 인체 전반에 분포되어 있는 혈맥과 부락, 그리고 그 주변 피부조직들이 변화하는 현상이다.

『素問』「平人氣象論」에는 팔에 청색이 많으면 탈혈의 징후가 되며,[224] 『素問』「痿論」에는 심에 열이 있으면 안색이 붉고 낙맥이 충혈된다[225]고 밝히고 있는데, 탈혈은 혈맥이 손상된 상태이며, 안색이 붉고 낙맥이 넘쳐 충혈된 것은 낙맥조직이 팽창된 상태이기도 하다.

(3) 寒熱의 변화

인체 한열의 변화는 색택의 변화와 같이 국부적인 현상으로 나

---

223) 배병철 역: 전게서, pp.548-549(診血脈者 多赤多熱 多靑多痛 多黑爲久痺 多赤多
黑多靑皆見者 寒熱, 論疾診尺 : 魚上白肉有靑血脈者 胃中有寒, 靈樞 論疾診尺 p.547).
224) 배병철 역: 『素問』, 1999, p.210(臂多靑脈 曰脫血, 平人氣象論).
225) 배병철 역: 전게서, p.420(心熱者 色赤而絡脈溢, 痿論).

타나기도 하고 인체 전반에 나타나기도 한다. 앞에 기술한 바와 같이 색택의 변화는 경락의 변화로부터 기인하는 바가 많은데, 인체 한열의 변화는 경락의 변화에서 기인하기보다는 오히려 인체 한열의 변화가 경락조직의 변화에 영향을 미치고 있다.

인체 한열의 원인은 손이나 발, 허리 같은 인체의 일부가 육음 사의 한사나 열사에 직접 노출되어 국부적으로 발생할 수도 있고, 胃中의 한사가 어제 부위를 차갑게 하여 청맥이 나타나게 하든지, 『素問』「痺論」에서 밝히고 있듯이 풍, 한, 습 3사가 뒤섞여 비증을 일으켜 인체 여러 부위에서 통증, 마비, 건습 등의 병증 내지 한열 병증을 유발하고 있다. 일반적으로 한증은 인체가 음사의 침습을 받거나 인체의 양기가 부족하여 발생하고, 열증은 인체가 양사의 침습을 받거나 인체의 음액 부족으로부터 기인하는 것이 기본적인 원인이다.[226]

그런데 경맥은 인체 내외부의 한열에 대해 상당한 변화 양상을 보이고 있다. 『靈樞』「經脈」에 한사가 울결되면 낙맥의 색이 푸르고 통증이 오고, 붉으면 열이 나고, 한열이 왕래하면 적, 흑, 청색이 겸하여 나타난다[227]고 밝히고 있고, 『靈樞』「刺節眞邪」에는 더우면 인체의 기는 외부로 떠오르므로 피부가 이완되고 주리가 열리며 혈기가 감소하고 땀이 쏟아지며 기육이 매끄럽고, 추우면 인체의 기가 내부에 있으므로 피부가 조밀하고 주리가 닫혀 땀이 나오지 않으며 혈기가 강해지고 기육이 거칠고 단단해진다[228]고

---

226) 김완희: 전게서, pp.264-265.
227) 배병철 역: 『靈樞』, 2001, p.152(凡診絡脈 脈色靑則寒且痛 赤則有熱 – 其魚黑子 留久痺也 其有赤有黑有靑者 寒熱氣也, 經脈).
228) 배병철 역: 전게서, p.562(熱則 – 人氣在外 皮膚緩 腠理開 血氣減 汗大泄 肉淖澤 –

Ⅳ. 경맥의 생·병리 반응과 생체조직적 특성　105

하고 있다. 또한, 脈痹 상태의 경맥은 추우면 수축되어 오그라들고 더우면 이완되어 늘어나기도 한다.[229] 『素問』「擧痛論」에는 경맥이 차가워지면 수축되어 오그라들어 경맥이 구급해져서 외부의 작은 낙맥을 잡아당김으로써 통증이 온다[230]고 밝히고 있다.

경맥이 수축하여 횡으로 뻗어 있는 낙맥을 잡아당김으로서 통증을 유발하는 모양에서 경맥과 낙맥의 연결이 상호간에 통증을 전달할 수 있는 소재로 이루어진 인체조직임을 추측할 수가 있고, 경맥이 결코 가느다란 선이 아니라 한열에 따라 수축과 팽창하는 부피를 가지고 있는 인체조직이란 것을 알 수가 있다. 또한 수축되는 경맥이 횡으로 뻗어 있는 낙맥을 잡아당기는 모양에서는 경맥이 횡으로도 상당한 면적을 차지하고 있음을 알 수가 있다.

(4) 脈結, 脈痹, 脈瘻 – 결절, 융기, 동통, 積, 어혈, 癭

경맥과 낙맥이 울결되어(脈結) 경락으로의 기혈순행이 원활하지 못하게 되는 상황으로 내경에는 結絡, 脈泣, 凝血, 泣血, 留血, 血結 등의 표현이 나타난다. 『靈樞』「陰陽二十五人」에 경락의 순행 부위를 눌러 보아 기혈이 엉켜서 막혀 있는지를 살펴보아야 하는데, 막혀서 소통되지 않으면 몸이 대개 痛痹가 발생하고 심하면 기혈이 운행되지 못하는데 이를 凝澁이라 하고, 낙맥이 울결되면(結絡) 맥결되어 혈행이 원활하지 못하다[231]고 말하고 있다. 『素問』

寒則 – 人氣在中 皮膚致 腠理閉 汗不出 血氣强 肉堅澁, 刺節眞邪).

229) 배병철 역: 『素問』, 1999, p (凡痹之類 逢寒則急 逢熱則縱, 素問 痹論 p.416).

230) 배병철 역: 전게서, p (脈寒則縮踡 縮踡則脈絀急 絀急則外引小絡 故卒然而痛, 素問 擧痛論).

231) 배병철 역: 『靈樞』, 2001, p.478(切循其經絡之凝澁 結而不通者 此于身皆爲痛痹 甚

「擧痛論」에 한기가 소장과 막원 사이의 낙맥에 침입하여 血泣되면 大經으로 주입되지 못하고 혈기가 머물러 운행되지 못한다[232]고 하고 있으며, 『素問』 「五臟生成」에 혈이 피부에 응체되면(血凝) 痺症이 발생하고 맥에 응체(脈泣)되면 막혀서 소통이 안 되어 운행하는 혈이 다시 그 공간으로 돌아오지 못하게 된다[233]고 말하고 있다. 또한, 『素問』 「調經論」에는 손락이 손상되어 밖으로 넘치면 혈액이 정체되어 경맥에 留血을 보이게 된다[234]고 설명하고 있다. 『素問』 「擧痛論」에 혈맥의 흐름이 원활하지 않는 것을 맥읍이라 하는데, 맥읍이면 혈이 부족해지고 통증이 발생한다[235]고 밝히고 있고, 『靈樞』 「周痺」에는 풍, 한, 습사가 뒤섞인 痺가 혈맥 속에 있어 혈맥을 따라 상하로 움직이므로 周痺라 한다고 밝히고 있고, 대락의 혈이 혈결되어 불통하는 상황을 기술하고 있다.[236]

즉, 맥결의 주된 현상은 혈액의 울결이다. 그 현상은 경락의 조직 자체에 있는 것이 아니라 경락을 순행하는 혈액의 상태에 있는 것이다. 경락조직 자체의 손상이나 경락의 내경이 좁아져서 순조로운 혈행을 방해하는 형태는 아니다. 맥결이 발생한 곳에는 積[237]

則不行 故凝澁－其結絡者 脈結血不行, 陰陽二十五人).

232) 배병철 역: 『素問』, 1999, p.352(寒氣客於小腸膜原之間 絡血之中 血泣不得注於大經 血氣稽留不得行, 擧痛論: 막원은 募原이라고도 함.).

233) 배병철 역: 전게서, p.144(血凝於膚者爲痺 凝於脈者爲泣－血行而不得反其空, 五臟生成).

234) 배병철 역: 전게서, p.536(孫絡外溢 則經有留血, 調經論: 배병철은 갑을경에 근거하여 경을 낙으로 교정하고 유혈을 어혈로 해석함).

235) 배병철 역: 전게서, pp.378－379(寒氣客於背腧之脈則脈泣 脈泣則血虛 血虛則痛, 擧痛論).

236) 배병철 역: 『靈樞』, 2001, p.267(周痺者 在于血脈之中 隨脈以上 隨脈以下－視其虛實 及大絡之血結而不通 及虛而脈陷空者而調之, 周痺).

237) 맥 속에서 영기와 영혈이 응체되고 맥 외에서 위기와 진액이 응결된 상태.

이 형성되거나, 脈痺 현상이 나타나기도 하고, 압통이나 동통, 결절, 융기 등의 이상 현상이 발현된다.

그러나 맥비나 맥위의 단계에서는 경락 자체의 세포조직이나 주변 조직세포 차원에서의 변형이나 손상이 포함될 수가 있다. 맥비는 사기가 오랫동안 머물러 흑색이 된 상태이거나 기혈이 허하여 맥이 공허한 상태로 오래되어 저리거나 감각이 둔해진 상태이고, 맥위는 맥비가 더 심해져 무감각해진 상태이다.[238]

『素問』「痺論」에는 비는 근, 골, 맥, 기육, 피부에 풍, 한, 습 3기가 뒤섞여 결합하여 근비, 골비, 肌痺, 皮痺, 脈痺로 형성되는 것인데, 비증은 때로는 통증이 있고, 때로는 통증이 없고, 때로는 마비되고(불인), 때로는 열이 나고, 때로는 차갑고, 때로는 건조하고, 때로는 축축해지기도 하며, 痺가 맥에 있으면 혈이 응체되어 흐르지 않는다고 기술하고 있고, 비는 한기를 만나면 오그라들고 열기를 만나면 늘어난다고 밝히고 있다.[239]

『素問』「痿論」에 痿는 痺而不仁이다[240]라고 밝히고 있는데, 「痺論」에 따르면 불인은 피부가 영양을 받지 못해 마비되는 것이다.[241] 즉, 脈痿는 경락조직 자체가 오랫동안 영양을 받지 못해 늘어나거나 오그라들고 마비되어 있는 상태를 말한다.

---

238) 배병철 역: 『素問』, 1999, pp.417-419(心氣熱 則下脈厥而上 上則下脈虛 虛則生 脈痿-故本病曰 大經空虛 發爲脈痺 傳爲脈痿, 痿論: 원문에는 發爲肌痺였던 것을 배병철은 태소에 發爲脈痺로 교정되어 있는 것을 기준으로 삼았음).

239) 배병철 역: 『素問』, 1999, pp.415-416(痺或痛, 或不痛, 或不仁, 或寒, 或熱, 或燥, 或濕, 其故何也-痺在於骨則重 在於脈則血凝而不流-凡痺之類 逢寒則急 逢熱則 縱, 痺論).

240) 배병철 역: 전게서, p.419(肌肉濡漬 痺而不仁 發爲肉痿, 痿論).

241) 배병철 역: 전게서, p.415(皮膚不營 故爲不仁, 痺論).

『靈樞』「百病始生」에 사기가 손락의 맥에 머물러 積을 형성하면 상하로 이동하는데, 사기가 輸脈242)에 머물면 맥도가 막혀 진액이 산포되거나 공규를 적셔 주지 못해 건조해진다고243) 하고 또, 六輸(六經의 輸脈)가 불통하고 衛氣가 운행치 않으니 혈이 응체되어 쌓여 소산되지 않으며 진액 또한 원활하게 적셔 주지 못하는데 이것들이 머물러 제거되지 않으면 積이 된다244)고 설명하고 있다. 『靈樞』「刺節眞邪」에는 허사가 인체에 침입하여 맥 중에서 엉키면 혈맥이 막혀 통하지 않아 癰이 발생하고 기육에서 엉키면 위기와 싸우는데 양사가 성하면 열이 나고 음사가 성하면 한기가 든다245)고 기술하고 있다. 즉, 옹은 혈맥의 변형이므로 즉 경락조직의 변형이라 할 수가 있다.

기혈은 운행을 위한 일정한 공간을 필요로 하고 있으며 맥결로 인해 그 공간이 막히거나 좁아질 수가 있는데 그 공간의 주요 구성 요소는 혈맥이다. 積이나 어혈로 혈맥이 막히면 기혈의 소통이 원활하지 못할 뿐만 아니라 그 주변의 기육이 팽창, 융기하여 압통이 발생하거나 혈맥에 癰이 형성된다.

만약 기가 그 운행에 어떠한 공간도 필요로 하지 않는 불가시의

---

242) 百病始生편에 경맥이나 낙맥과 구분하여 輸脈이 4번 나오면서 진액불하, 위기불통과 연관(其著于輸脈者 閉塞不通 津液不下 而孔竅乾, 百病始生 p.494)시키고 있으므로, 수맥은 기혈, 특히 衛氣를 기육근골로 유주 산포시키는 경락의 맥 외 부분으로 판단됨.

243) 배병철 역: 『靈樞』, 2001, p.493 – 494(其著孫絡之脈而成積者 其積往來上下 – 其著于輸脈者 閉塞不通 津液不下 而孔竅乾, 百病始生).

244) 배병철 역: 전게서, p.495(六輸不通 衛氣不行 凝血蘊裹而不散 津液澁滲 著而不去 而積皆成矣, 百病始生) 배병철은 육수를 육경으로 번역하였으나 필자는 육경의 輸脈(위기가 순행하는 맥 외 부분)으로 해석함.

245) 배병철 역: 전게서, pp.566 – 567(虛邪之中人也 – 搏于脈中 則爲血閉不通 則爲癰 搏于肉 與衛氣相搏 陽勝者則爲熱 陰勝者則爲寒, 刺節眞邪).

미세한 것으로서 혈과 떨어져 홀로 운행할 수가 있는 것이라면 적이나 어혈 같은 맥결, 맥비, 맥위의 상황하에서도 혈행과 무관하게 경락을 운행하여야 하는데, 혈행이 막힌 곳에는 기의 운행도 막히는 현상이 나타난다.

인체조직으로서의 경락은 혈액의 순행경로가 되고 있는 혈맥조직들로 구성되어 있으며, 이러한 경락은 오그라들거나 팽창하면 통증을 유발하고 또한 통증을 전달할 수 있는 체계를 갖추고 있다고 규정할 수가 있다.

4. 기혈의 병증과 경락조직

경락은 기혈의 순행경로이므로 기혈의 이상이 경락의 생체조직에 어떠한 영향을 미치고 있는가를 검토해 볼 필요가 있다. 기의 병증으로는 기허와 기체가 있고 혈의 병증으로는 혈허와 血瘀, 血熱이 있는데, 기와 혈은 생리상으로 밀접한 관계가 있으며 병리상으로도 상호 영향을 미치기 때문에 임상에 있어서 기혈동병이 자주 나타난다. 즉, 기체는 혈어와 대부분 동시에 존재하고, 기허는 혈허와 동시에 나타나며, 대량의 혈탈에 이어 원기의 허탈이 수반된다.246)

기허는 久病, 노년, 先天不足, 영양부족, 피로과도 등의 요소로 인한 원기의 부족으로 일어나는 일련의 병리현상이며, 기체는 情

---

246) 김완희: 『한의학원론』, 2003 pp.277 - 286.

志不舒, 음식실조, 외사감수 및 외상 등의 원인이 氣機失調를 일으켜 질병 초기에 형성되는 현상이다.[247]

혈허는 실혈과다 등으로 체내에 혈이 부족하거나 어혈이 없어지지 않고 남아 있어 신혈이 생성되지 못해 출현하는 병리변화이며, 血瘀는 外傷跌倒하여 내출혈한 후에 離經한 혈이 체내에 머물러 혈어를 직접 조성하거나 기체하거나 기허하여 혈액의 운행을 不暢하게 하든지, 血寒이 혈액을 응체시키든지, 血熱하여 혈액을 煎熬시킴으로써 국부적으로 혈어가 발생되어 혈류를 정체시키는 현상이고, 혈열은 외감열병등 열독이 혈에 침입하여 발생하는 병리변화이다.

기혈동병의 관계는 『素問』「調經」에 기가 몰리는 곳에 혈이 허하고 혈이 몰리는 곳에 기가 허하며 기혈이 함께 모이면 실해진다[248]라고 나타나 있듯이 기체한 곳에 혈이 공급되지 못하여 혈허가 되고 혈허한 곳에 기가 공급되지 못하여 기허가 된다(氣留而不行 血擁而不濡).

기혈 병증이 경락조직에 미치는 병리변화는 모두 앞에서 알아본 범주에 속하는 것들로서, 두드러진 변화로서 혈어가 발생하면 국부에 어혈이 정체되어 경맥을 阻塞하므로 종괴가 형성되거나 동통과 출혈현상이 국부적으로 나타나고, 기체로 인한 동통은 통증 부위가 이동하는 竄痛(찬통)이 나타난다. 혈열이 발생하여 맥락을 작상하면 혈액이 맥 외로 나와 각종 출혈이 일어나는데, 이를 血熱妄行

247) 김완희: 상게서, pp.124-125.
248) 배병철 역: 『素問』, 1999, p.540(是故氣之所并爲血虛 血之所并爲氣虛 - 血與氣并則爲實焉, 調經論).

이라 하고, 그 증세는 嘔血, 喀血, 便血, 尿血, 衄血, 월경과다 등이 있다.[249]

기허로 인한 심기허는 心主血脈의 기능저하로 맥상이 遲細弱 또는 結代로 나타나고 한증도 나타나며, 혈허에는 얼굴색이 창백하거나 손발이 저리며 대개 한증이 나타나므로 이에 따른 경락조직의 변화가 쪼그라들거나 무력해지는 현상으로 나타날 수가 있다. 혈허에서 어혈이 제거되지 않으면 어혈은 경맥을 조색하여 진액유통에도 영향을 미치는데, 이때에는 체내에 積水를 초래하는데, 『金匱要略』에서 이를 "血不利則爲水"라 표현하고 있다.[250]

5. 경락조직에 대한 자극방법

경락을 자극하는 대표적인 방법으로 자침과 온구와 안마, 도인이 있다. 『靈樞』의 주된 내용은 자침으로 사기를 빼내기도 하고, 정기를 보충하기도 함으로써 기혈의 경맥순행을 조절하는 방법이다.

『靈樞』「九針十二原」에 경맥은 기혈이 역방향이나 순방향으로 출입하며 만나는 곳이며, 미세한 침으로 기혈의 운행을 조절할 수 있는 곳이라고[251] 하고 있고, 『素問』「繆刺論」에는 정기뿐만이 아니라 외사가 침입하여 손맥, 낙맥, 경맥을 거쳐 장부에까지 들어

---

249) 김완희: 상게서, p.284.
250) 김완희: 전게서, p.283.
251) 배병철 역: 『靈樞』, 2001, pp.11-12(欲以微針通其經脈 調其血氣 營其逆順出入之 會, 九針十二原).

가는 길이며, 장부의 병변이 경락을 통해 다른 장부에 영향을 미치기도 한다[252]고 밝히고 있다.

경락에 대한 자극방법으로서 가장 대표적인 것은 침 자극이다. 침 자극은 경락조직에 직접 자침하여 자극을 가하는 것이지 경락의 주변 조직에 대해 자극을 가하는 것이 아니다. 자침 행위의 대부분은 울혈되거나 창만한 혈맥과 혈락에 대해 침으로 출혈시켜 기혈의 흐름을 원활하게 해 주거나, 어혈 등으로 기혈의 흐름이 원활치 못한 공허한 맥에 침 자극으로 혈행을 원활하게 해 주기 위한 것이다.

『素問』「三部九候論」에는 실하면 사하고 허하면 보하는데 반드시 먼저 맥 중의 어혈을 제거한 후에 허실을 조리해야 한다고[253] 밝히고 있다. 또한, 『素問』「繆刺論」에 피부를 살펴서 울혈된 낙맥이 있으면 모두 자침해야 한다고[254] 밝히고 있고, 『靈樞』「癲狂」에는 맥이 창만하면 침을 놓아 출혈시켜야 한다고[255] 하고 있다.

『靈樞』「刺節眞邪」에는 온구법으로 경맥을 조화롭게 하여 혈맥을 운행시킨다고 하고 있고,[256] 『靈樞』「周痹」에 근육이 땅겨서 뻣뻣해지면 기혈이 운행치 못하므로 도인으로 근육을 풀어 주면 기혈이 통행한다[257]고 되어 있으며, 『靈樞』「邪氣臟腑病形」에도

---

252) 배병철 역: 『素問』, 1999, p.548(邪氣之客于形也 必先舍于皮毛 留而不去 入舍于孫脈 留而不去 入舍于絡脈 留而不去 入舍于經脈 內連五臟, 繆刺論).

253) 배병철 역: 전게서, p.243(實則瀉之 虛則補之 必先去其血脈以後調之, 三部九候論).

254) 배병철 역: 전게서, p.559(因視其皮部有血絡者盡取之, 繆刺論).

255) 배병철 역: 『靈樞』, 2001, p.235(脈癲疾者 - 四肢之脈皆脹而縱 脈滿 盡刺之出血, 癲狂).

256) 배병철 역: 전게서, p.562(人脈猶是也 治厥者 必先熨調和其經 - 血脈乃行, 刺節眞邪).

257) 배병철 역: 전게서, p.268(其瘦堅者 轉引而行之, 周痹).

기혈의 운행이 순조롭지 못하면 반드시 먼저 안마를 하여야 경맥을 순환시킬 수 있다[258]고 하고 있다.

자침, 안마, 도인, 온구법 등으로 경락을 자극하는 이유는 막힌 기혈의 통로를 열어 주어 모자란 정기를 보충해 주고 과도한 사기를 빼내고자 하는 것이다. 기혈의 통로를 열어 주는 형상은 모두 혈액의 순행 길을 열어 주는 모습이다. 앞에서 알아본 바와 같이 경맥의 허와 실이 혈맥의 팽창과 함하로 표현되고 있고, 실하면 출혈시켜 기혈의 통로를 정상화시키고, 허하면 자침, 온구, 도인, 안마의 방법으로 기혈의 순행을 원활하게 하는 것이다. 혈행이 원활치 못하면 사기가 쌓이는데, 그 이유는 정기는 반드시 혈과 함께 운행하기 때문이다. 혈행이 원활하여야만이 정기가 공급되어 사기를 물리칠 수가 있는 것이다. 혈액의 운행이 동반되지 않는 정기만의 단독적인 운행은 없다. 즉, 경락은 혈맥을 근간으로 하는 인체의 조직이다.

6. 경맥의 생체조직적 특성

기혈의 순행경로 겸 사기의 침투경로인 경맥은 손상을 당하면 혈을 보호하지 못하고 인체의 외부나 내부로 넘쳐흐르게 하는 실체적 존재이다. 경맥은 장부의 병변을 체표에 나타내 주는 기능을 하고 있는바, 경맥은 주변의 인체조직과 함께 팽창하여 단단해지기

---

258) 배병철 역: 전게서, p.69(刺澁者 必中其脈 - 先必按而循之, 邪氣臟腑病形).

도 하고 함몰하여 물렁물렁해지기도 한다. 한열의 변화에 따라 경맥조직이 늘어나거나 오그라드는데, 한사로 경맥이 오그라들면 횡으로 분지되어 뻗어 있는 낙맥들을 잡아당겨 통증을 유발하고, 피부에 분포되어 있는 낙맥은 주변 피부조직과 함께 발적과 색택의 변화를 보이기도 한다. 경락은 맥의 내부에서 영혈이 울결되고 맥의 외부에서 진액과 위기가 뒤엉켜 기혈의 소통이 원활하지 못하게 되거나 통행이 단절되는 현상이 오래되면 맥비나 맥위가 되어 맥이 늘어나거나 오그라들고 마비되는 현상도 나타난다.

맥은 일정한 크기와 부피를 가지고 있고 기혈의 운행상태에 따라 단단해지기도 하고 물렁물렁해지기도 한다. 맥의 허와 실에 따라 주변 조직인 기육과 주리, 피부가 팽창하거나 수축되므로 기육과 주리, 피부의 팽창과 함몰 상태를 보고 맥의 허와 실을 판단한다. 경맥과 낙맥은 전신의 기육과 주리, 피부에 사이에 존재하며, 혈에 기를 담아 나르는 통로로서 주변 조직과 함께 팽창하거나 수축하기도 한다.

기혈은 이명동류로서 상호 동반하여 운행을 하며 순행을 위한 일정한 공간을 필요로 하고 있다. 맥결로 인해 혈맥 속에 어혈이 형성되면 그 공간이 막히거나 좁아져 기혈의 순행이 지장을 받게 되는데, 이것은 그 공간의 주요 구성 요소가 혈맥이기 때문이다. 적이나 어혈로 혈맥이 막히면 기혈의 소통이 원활하지 못할 뿐만 아니라, 그 정도 여하에 따라 그 주변의 기육이 팽창, 융기하여 압통이 발생하거나 癥이 형성된다.

즉, 혈맥이나 혈락은 혈이 밖으로 새어 나가지 않게 보호하고 있는 인체조직의 하나로서 영양이 부족하거나 과로하여 기력이 허하여지면 손상당할 수 있는 조직이며 경맥이나 낙맥과는 異名同類이다.

이상과 같이 인체조직으로서의 경락조직은 혈맥과 혈락(맥)이 그 실체를 이루고 있다고 결론지을 수 있으며, 맥의 안에서는 영혈이 영기와 함께 흐르고 맥의 밖에서는 진액이 위기와 함께 순행한다. 경락조직 중에서 기혈이 원심성과 구심성 방향으로 순행하는 혈맥의 조직을 경맥이라 하고, 경맥과 경맥 사이를 전후좌우로 횡적으로 연결해 주는 혈락(맥)을 낙맥 내지 손락이라 규정할 수가 있다.

경맥의 구조적 형태는 기혈이 순행하는 하나의 커다란 열린 공간의 형태가 아니라, 원심성 내지 구심성으로 뻗어 있는 무수히 많은 작은 혈맥들이 격막으로 분리된 형태로 하나의 다발을 이루고 있는 모습니다. 하나의 경맥을 형성하는 무수한 작은 혈맥들은 격벽으로 서로 차단된 형태이므로 기혈이 경맥 내에서 종심으로 이동 내지 혼합될 수 있는 형태가 아니다. 그러므로 예를 들어 자침 등의 방법으로 격벽들이 손상되면 기혈이 그 손상된 구멍으로 격벽을 통과하여 종심으로 이동하거나 사기가 전이되는 것이다. 경맥을 형성하고 있는 무수한 작은 혈맥들의 다발은 피부의 표층에서부터 근육과 골수의 심층에까지 종심으로 분포되어 하나의 경맥을 이루고 있는데, 하나의 경맥을 흐르는 기혈의 종심의 위치는 외부의 환경 변화와 생·병리적 조건에 따라 그 심도가 달라진다. 예를 들어 더운 여름에는 심도가 낮아지고 추운 겨울에는 심도가 깊어진다.

경락이 한사로 수축되면 낙맥을 잡아당겨 통증을 유발한다는 점에서 경락은 통증을 수용하고 전달하는 조직체로 볼 수가 있다.

물론 경락의 주변 조직의 수축으로 인한 주변 조직들에 의한 통증의 수용과 전달체계도 생각해 볼 수가 있지만, 맥은 침으로 자침하여 그 자극을 전달할 수 있는 조직이고, 맥위가 되면 맥이 마비되어 감각을 상실한다는 점에서 경락도 감각의 수용과 전달기능을 가지고 있는 생체조직임이 확실하다.

Ⅴ. 경맥의 음양성분과 기혈의
경맥순행방법

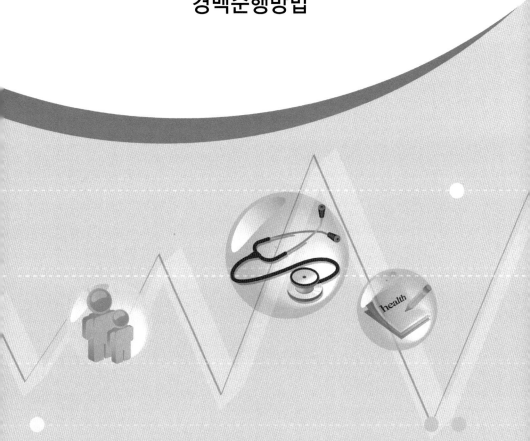

1. 육경별 기혈의 다소와 음양성분

십이경맥은 6개의 양경맥과 6개의 음경맥으로 나뉜다. 양경맥은 각각 해당 陽臟腑로 기혈이 수포되는 통로가 되고 아울러 표리가 되는 음장부에도 연락되며, 음경맥은 해당 陰臟腑에 기혈이 수포되게 하고 표리가 되는 양장부에도 연락됨으로써 一臟과 一腑의 표리관계를 구성한다.[259]

그런데 12개 경맥의 명칭이 서로 다른 것과 같이 각 경맥의 기혈의 음양성분이 각기 다르며 순행하는 인체의 부위도 다르다. 같은 양경맥이라도 태양경, 소양경, 양명경으로 나뉘어 음양의 성분 비율이 다르기 때문에 생리기능상 성질과 강도가 서로 다를 수밖에 없고, 음경맥도 역시 태음경, 소음경, 궐음경으로 나뉘어 있어 마찬가지이다.

『素問』「陰陽別論」과 「陰陽類論」에는 삼양경과 삼음경의 기능적 특징과 병리현상 등을 서술하고 있는데, 음경맥은 태음이 三陰,

---

259) 김완희: 전게서, p.136.

소음이 二陰, 궐음이 一陰이며, 양경맥은 태양이 三陽, 양명이 二陽, 소양이 一陽이 되며,[260] 음양경맥의 표리관계는 三陰(태음)과 二陽(양명)이 표리관계에 있고 二陰(소음)과 三陽(태양)이 또한 표리 관계이며, 一陰(궐음)과 一陽(소양)이 서로 표리관계를 이루고 있다.

『素問』「陰陽類論」에 三陽(소장경, 방광경)은 經部로서 인체의 뒷면을 통괄하고, 二陽(대장경, 위경)은 維部로서 인체의 흉복부를 운행하며, 一陽(삼초경, 담경)은 游部가 되어 인체의 측면을 운행하고,[261] 삼음(폐경, 비경)은 表, 이음(심경, 신경)은 裏, 일음(심포경, 간경)은 至絶이라 규정하고 각각의 병리현상을 서술하고 있다.

『素問』「陰陽別論」에는 삼양경과 삼음경의 수부 또는 족부 여부와는 상관없이 동일한 수족경맥에서는 동일한 병리현상이 나타난다고 서술하고 있다.[262] 여기에서 주목해야 할 점은 삼음경은 삼양경과는 달리 경맥의 순행경로상으로 수부와 족부의 음경맥이 서로 이어지는 바가 없음에도 병리현상은 똑같이 나타나고 있다는 것이다. 즉,『내경』에 따르면, 수삼양경은 수부 말단에서 두면부로 흘러 내려가 족삼양경에 이어지고, 족삼양경은 두면부에서 족부 말단으로 계속 내려간다. 족삼음경은 족부발단에서 흉곽부로 흘러 올라가서 수삼음경과 이어지며, 수삼음경은 흉곽부에서 수부 말단으로 계속 올라간다.[263] 그런데 수삼양경맥이 족삼양경맥과 이어지는

---

260) 배병철 역: 『素問』, 1999, pp.111, 122.

261) 배병철 역: 전게서, p.875.

262) 배병철 역: 『素問』, 1999, pp.116-117, 121(二陽之病發心脾 — 三陽爲病發寒熱 — 一陽發病少氣 — 三陰俱搏 二十日夜半死 二陰俱搏 十三日夕時死 一陰俱搏 十日平旦死, 陰陽別論).

263) 배병철 역: 『靈樞』, 2001, p.322(手之三陰 從藏走手 手之三陽 從手走頭 足之三陽

순서는 수양명에서 족양명, 수태양에서 족태양, 수소양에서 족소양으로 성분이 같은 수족 양경맥이 이어지고 있는데, 족삼음경에서 수삼음경으로 이어지는 순서는 족태음에서 수소음, 족소음에서 수궐음, 족궐음에서 수태음으로 성분이 제각각 다른 수족 음경맥이 흉곽부에서 서로 이어지고 있다. 그러나 이를 설명하는 음양오행론 상의 마땅한 논리는 없다.

만약 수족의 음경맥들이 흉곽부에서 양경맥들과 같은 방법으로 동일한 성분의 경맥끼리 이어진다면 십이경맥의 순차적 직렬순행 방식은 성립될 수가 없다. 그 이유는 수태음 폐경에서 일어나 경맥순행을 시작한 기혈이 수태양 – 족태양 – 족태음을 거쳐 다시 수태음으로 들어가게 되어 이들 4개 경맥만을 무한 순환하게 되기 때문이다. 나머지 8개 경맥들은 각각 수소음 심경과 수궐음 심포경에서 시작하여 계속 이어지는 4개 경맥을 전기한 바와 같은 방식으로 순환함으로써 기혈의 인체순환은 3개의 순환 고리를 통해 동시적 병렬순행을 하는 형태가 된다. Mann은 이와 동일한 논리는 아니지만 제1순환, 제2순환, 제3순환이란 표현을 하고 있다.[264]

육경이 삼음과 삼양으로 분류되어 각각 음양성분비의 차이를 보이고 있고, 『素問』 「血氣形志」, 『靈樞』 「五音五味」, 『靈樞』 「九針論」에는 육경의 기혈의 성분비가 자세히 서술되어 있는데, 그 내용은 <표 3>과 같다. 비록 그 성분비가 책에 따라 다소 다르게 언급되어 있으나, 경맥에 따라 기혈의 성분비가 서로 다름을 알

從頭走足 足之三陰 從足走腹, 逆順肥瘦).

264) Mann, F.: 『Acupuncture』, 1973, pp.69 – 73(수태음 폐경에서 시작한 제1순환은 수소음으로 이어지지 않고 흉곽부에 산포되고, 제2순환, 제3순환도 마찬가지로 흉곽부에서 산포된다.).

수 있다.

<표 3> 육경별 기혈과 음양의 다소 현황표

육경명	소문 혈기형지	영추 오음오미	영추 구침론	소문 음양별론
태양	다혈소기	다혈소기	다혈소기	三陽
소양	소혈다기	소혈다기	소혈다기	一陽
양명	다혈다기	다혈다기	다혈다기	二陽
태음	소혈다기	다혈소기	다혈소기	三陰
소음	소혈다기	다혈소기	소혈다기	二陰
궐음	다혈소기	소혈다기	다혈소기	一陰

기혈의 성분비는 다른 말로 표현하여 음양의 성분비로도 바꾸어 말할 수가 있다. 예를 들어, 상기 <표 3>에 나타난 소양인의 少血多氣를 『靈樞』「通天」에 언급되는 少陽之人 多陽而少陰과 연계하여 보면 기혈의 성분비가 음양의 성분비를 말하고 있음을 알 수 있다.[265] 또한 한의학적 음양론의 정설에 의하더라도 기는 기혈의 양분이고 혈은 기혈의 음분이다.

『靈樞』「구침론」을 기준으로 다혈 다기한 경은 양명경이며, 다혈 소기한 경은 태양경, 태음경, 궐음경이며, 소혈 다기한 경은 소양경, 소음경이므로 이를 기준으로 6경의 음양의 성분비를 가늠할 수도 있고, 육경 중에 소혈 소기한 경은 하나도 없음을 알 수 있다.

이와 같이 비록 십이경맥이 삼음경과 삼양경으로 구분되어 있다고는 하지만 삼음경 중에라도 陽分이 없을 수 없고 삼양경 중에라도 陰分이 없을 수 없음이 음양론의 원리이다.

---

265) 배병철 역: 전게서, pp.528－529(少陽之人 多陽而少陰 經小而絡大 血在中而氣在外 實陰而虛陽, 通天).

2. 개별 경맥 음양성분의 경맥순행방식

경맥을 순행하는 인체의 기와 혈의 상관관계는 기는 기혈의 陽
分이며 혈은 기혈의 陰分이다.[266] 인체의 모든 기는 진기에서 비
롯되고, 진기는 분포 부위와 작용에 따라 여러 명칭을 가지고 있
지만,[267] 진기의 생리기능상 주요 구성성분은 영기와 위기이며, 영
기는 수곡지정기이고 위기는 수곡지한기이다.[268] 혈은 중초에서 수
곡지기(영기와 위기)를 받고 즙을 취하여 붉게 변화시킨 것이므
로[269] 혈 속에는 영기와 위기가 포함되어 있다.[270] 기혈은 음양의
한 몸이며 陰分으로서의 혈은 수곡지기를 나르는 물질이 되고 陽
分으로서의 기는 추동, 온후, 방어, 고섭, 기화작용을 하는 기능으
로 나타난다.

경맥의 기능은 혈과 기를 운행시키고 음양을 통하게 하여 몸에
영양을 공급하게 한다.[271] 경맥 내를 흐르는 것은 음혈과 양기의
합일체이다. 陰으로서의 血은 흉복부의 인체 내면에서부터 사지
말단과 軀幹, 오장육부로 흘러 인체를 濡養하고, 陽으로서의 氣는
사지 말단과 구간, 오장육부에서 散布되어 추동, 온후, 방어, 기화,
고섭작용의 氣機[272]作用을 한다. 기혈은 음양의 한 몸으로 양기가

---

266) 김완희: 전게서, p.44.
267) 김완희: 전게서, p.121.
268) 배병철 역: 『素問』, 1999, pp.414-415(榮者水穀之精氣也-衛者水穀之悍氣也, 痺論).
269) 배병철 역: 『靈樞』, 2001, p.287(中焦受氣取汁 變化而赤 是謂血, 決氣).
270) 임종국: 『침구치료학』, 2001, p.133.
271) 김완희: 전게서 p.136(經脈者 行血氣 通陰陽 以營于身者也, 難經).
272) 김완희: 전게서 p.121.

기기작용의 극에 도달하면 음혈로 轉化하기 시작하여 인체 내면의 흉복부로 흘러 들어가 凝縮되는 것이 음양론의 순리이다.[273] 혈이 경락을 순행할 때 음혈의 상태로 내부의 경맥을 흐르다가 표면의 낙맥에 이르러서는 양기의 상태로 기기작용을 하고, 기기작용의 극에 도달하면 다시금 음혈의 특성을 되찾아 가면서 내부의 경맥을 따라 흐른다.

張介賓은 『素問』「經絡論」의 '陰絡之色應其經 陽絡之色變無常'을 주석함에 있어 깊숙이 내부에 있는 것이 음락으로 경맥 가까이 있으므로 경맥의 색과 상응하고 양락은 외부로 떠올라 있어 색이 경맥의 색과 상응치 않고 사시 기후변화에 따라 무상하게 변한다고 주석하고 있는바,[274] 경맥에는 음락과 양락이 구분되어 있음을 설명하고 있다.

『靈樞』「通天」에서 소양인은 양이 많고 음이 적으므로 경맥이 작고 낙맥이 큰데, 음에 해당하는 혈은 안에 있고 양에 해당하는 기는 외부에 있으므로 음기를 충실하게 하고 양기를 사해야 한다[275]고 말하고 있는바, 경맥은 속에 있는 음분이고 낙맥은 표면에 있는 양분으로 이해할 수도 있다. 이와 마찬가지로 각각의 개별 경맥에는 모두 음분과 양분이 함께 함유되어 있다.

동일한 하나의 경맥을 순행하는 기혈이라도 순행 부위의 심천, 내외에 따라 양분과 음분으로 구분된다. 『靈樞』「壽夭剛柔」에 의하면 인체의 내부에도 음양이 있고 외부에도 음양이 있는데, 인체

273) 김완희: 전게서 p.49(重陰必陽 重陽必陰, 『靈樞』論疾診尺 p.550).

274) 배병철 역: 『素問』, 1999, p.494.

275) 배병철 역: 『靈樞』, 2001, p.528(少陽之人 多陽而少陰 經小而絡大 血在中而氣在外 實陰而虛陽, 通天).

내부에서 오장이 음이고 육부가 양이며, 인체 외부에서는 근골, 기육은 음이며 피부, 주리는 양이다.276) 『靈樞』「皮部論」에는 사기가 낙맥의 양분에서 성해지면 음분을 쫓아 경맥 안으로 들어가고, 음분에 있는 사기는 경맥에서 나와 인체 내부의 장부로 스며드는데 모든 경맥이 다 이와 같다고277)하고 있으며 이어서 수족 소음경의 피부 분절에 있는 부락은 모두 낙맥이며 낙맥이 성하면 경맥으로 들어가는데 경맥으로 들어갈 때는 陽部(양분, 외부)를 따라 경맥으로 들어가고 陰部(음분, 내부)를 따라 골로 흘러 들어간다278)고 밝히고 있다.

기혈의 경락 유주에는 기혈의 경락순행과 산포, 응축과 재순행의 의미가 다 들어 있다. 기혈은 경맥을 순행하다가 산포되고 또다시 응축되어 순행한다. 산포와 응축은 양과 음의 변화로 바꾸어 말할 수 있고, 산포는 낙맥을 거쳐 손맥으로 확산되는 과정이며 응축은 손맥으로 산포되었던 기혈이 다시금 낙맥을 거쳐 경맥으로 모여드는 과정이다.

『靈樞』「本輸」에서 십이경맥의 기혈은 각 경맥의 井에서 出하고 滎에서 溜하며 腧에서 注하고 經에서 行하며 合에서 入한다고 하고 있다. 즉, 오장육부의 기가 사지 말단의 손가락과 발가락 끝에 있는 정혈에서 일어나 형혈과 유혈로 溜注하여 흘러 들어가 경혈을 거쳐 합혈로 들어가고 있음을 십이경맥별로 상세히 서술하고

---

276) 배병철 역: 전게서, p.88(是故內有陰陽 外亦有陰陽 在內者 五臟爲陰 六腑爲陽 在外者 筋骨爲陰 皮膚爲陽 – 故日病在陽者 命日風 病在陰者 命日痺, 壽夭剛柔).

277) 배병철 역: 『素問』, 1999, pp.488–489(絡盛則入客於經 陽主外 陰主內 – 故在陽者 主內 在陰者 主出 以滲於內 諸經皆然, 皮部論).

278) 배병철 역: 전게서, p.489(少陰之陰 名日樞儒 上下同法 視其部中有浮絡者 皆少陰之絡也 絡盛則入客於經 其入經也 從陽部注於經 其出者 從陰內注於骨, 皮部論).

있는데, 이것은 흉곽부에서 원심성으로 경락을 순행해 온 기혈의 음분이 수지말단에서 극에 달하여 重陰必陽하여 분출하고, 다시금 구심성으로 흉복부의 인체 내부를 향하여 순행하는 과정에서 양분이 발현하는 모습을 보여 주고 있다. 또한, 『靈樞』 「根結」에서도 족삼양경이 족부 말단에서 두항부로 유주하는 것으로 표현하고 있고, 수삼양경은 수부 말단에서 두항부로 흐르고 있는 것으로 설명함으로써[279] 여기에서도 사지 말단을 根으로 보고 있어 전기한 바와 같은 논리로 해석할 수가 있다.

「本輸」에 의하면 기혈은 정혈 부위에서 샘물같이 솟아나서 형혈 부위를 실개천같이 흐르다가 유혈 부위에서 웅덩이 같은 곳으로 쏟아져 들어간 다음 조금 큰 물줄기를 이루어서 경혈 부위를 유유히 흘러 조그마한 바다나 큰 연못 같은 합혈 부위로 들어간다. 정혈 부위에서 합혈 부위까지 순행하는 동안 기혈이 순행하며 점유하는 면적과 부피가 점점 확대되고 있음을 표현하는 것으로 해석된다.

『素問』 「陽明脈解」에는 인체의 사지가 모든 양기의 근본이라 하였는바,[280] 이 부분과 앞에 기술한 「本輸」의 내용을 연관시켜 보면, 사지 말단에서 각 경맥의 양기가 분출하여 구심성으로 순행하면서 기혈을 산포하는 것으로 해석된다. 기혈이 산포되는 현상은 기혈이 인체의 기관, 장부, 경락 등으로 스며들어 영양하는 것으로 양기의 작용으로 묘사되고 있는바, 이와 관련하여 『素問』 「厥論」

---

279) 배병철 역: 『靈樞』, 2001, p.80 - 81(足太陽根于至陰 溜于京骨 注于昆侖 入于天柱 飛揚也 - 手陽明根于商陽 溜于合谷 注于陽溪 入于扶突 偏歷也, 根結).
280) 배병철 역: 『素問』, 1999, p.321(四肢者 諸陽之本也 陽盛則四肢實, 陽明脈解).

에는 양기가 쇠약해지면 그 경락으로 스며들어 영양을 할 수가 없다고[281] 하고 있다.

기혈이 인체를 순환하다가 흉복부, 오장육부, 인후부, 두면부, 사지 말단 등지에서 산포되고 다시금 응축되어 제각각의 경로를 순행하는 것으로 나타나고 있는데, 산포는 음양 중에 양의 성질이므로, 이는 기혈의 양분의 작용이다.

기혈의 음분은 흉복부에서 사지 말단과 두면부로 원심성으로 인체 심부를 순행하면서 사지 말단과 인체 천부에 이르러 극에 달하여 重陰必陽으로 산포됨으로써 양분으로서의 기능과 작용을 수행하는 가운데 다시금 구심성으로 흉복부의 인체 내부를 향하여 순행하다가 양기가 극에 달하면 重陽必陰으로 음분으로 전화하여 심부로 들어가는 순환운동을 한다. 각 경맥의 기혈순행은 모두 이와 같은 방식으로 자경 내에서 개별적으로 이루어진다.

앞에서 살펴본 바와 같이 모든 경맥에는 음양성분이 같이 함유되어 있다. 그 성분비가 서로 달라 一陽, 二陽, 三陽, 一陰, 二陰, 三陰으로 구분되지만 각각의 경맥을 순행하는 기혈에는 분명히 음분과 양분이 함께 함유되어 있다. 따라서 동일한 경맥 내에서의 음양이 각자의 속성대로 작용하여 상호 작용을 일으키게 되는 것은 당연한 일이다. 즉, 개별경맥 내에서도 비록 음양의 성분비는 다를지라도 음양이 수렴 내지 확산하는 특성에 따라 원심성과 구심성의 순환운동이 이루어지고 있다는 결론을 내릴 수가 있다.

---

281) 배병철 역: 전게서, pp.424 – 425(氣因於中 陽氣衰 不能滲營其經絡, 厥論).

3. 십이경맥의 음양성분과 기혈의 경맥순행방식

모든 경맥은 제각각 음분과 양분을 포함하고 있으므로 한 개의 경맥에서 기혈이 내부 순환을 할 경우, 우선 음분은 심부에서 흐르고 양분은 천부를 흘러간다. 다음으로 음분은 내부에서 외부로 확산하려는 원심성의 성질을 가지며 양분은 외부에서 내부로 수렴하려는 구심성의 성질을 가진다. 또한, 지구 환경적 우주의 종속체로서의 인체를 놓고 볼 때에는 음분은 위로 상승하고 양분은 아래로 하강한다. 따라서 각각의 경맥을 순행하는 기혈은 이상의 3가지 원칙의 지배에서 벗어날 수가 없다는 것이 기혈의 경락순환방식을 재해석해 보고자 하는 본 연구에서 설정하고 있는 가설이다.

경맥의 순행이나 흐름과 관련한 표현으로『靈樞』「經脈」에 나타나는 말들은 起, 循, 出, 行, 合, 入, 上, 下, 絡, 屬, 貫 등임인 반면, 『靈樞』「本輸」와 「根結」에서는 出, 溜, 注, 行, 入 등으로 표현되고 있는 차이를 보여 주고 있음으로써 「本輸」, 「根結」 등에서의 표현은 경맥을 흐르는 내용물로서의 기혈의 무로와 같은 흐름의 형태임을 확실하게 나타내어 주고 있지만, 「經脈」에서의 표현들은 기혈의 무로와 같은 흐름의 표현이라기보다는 경맥이라는 구조물 자체가 주행하면서 분포되고 이어져 나가는 상태를 표현하는 것으로도 이해할 수가 있다.

즉, 현행 한의학적 경락학설의 바탕이 되는 『靈樞』「經脈」의 내용은 경맥조직이 생성되어 분포되고 연결된 상태를 표현하는 것으로 볼 수도 있다는 것이고, 「本輸」와 「根結」의 내용은 경맥을 흐르는 기혈이 수족부 말단 부분에서 중음필양으로 양기가 발현하여 구심성으로 유주하는 방향을 나타내고 있는 것으로 판단할 수도 있다는 것이다. 특히, 「經脈」에서 사용되고 있는 絡, 屬, 貫과 같은 표현은 유체의 흐름을 묘사하는 것이라기보다는 구조물들이 연결되는 형태를 묘사하는 표현으로 더 적합하게 다가온다.

우선 수부 표리경맥인 수태음 폐경과 수양명 대장경의 자경 내에서의 기혈 흐름과 상호관계를 살펴보자.

폐경맥을 흐르는 기혈은 음경맥의 원심성 순행의 특성에 따라 흉곽부에서 수부 말단으로 흐르는 것을 기준으로 하고 있는데, 폐경맥의 기혈의 음분은 深部를 흐르고 양분은 淺部를 흐르게 된다. 그런데 음분은 확산하는 성질이 있어 흉곽부에서 수부 말단으로 확산하려고 하는 원심성인 순행을 하려는 반면, 양분은 수렴하는 성질이 있어 수부 말단에서 흉곽부로 수렴하려는 구심성 순행의 양상을 보이게 된다. 즉 폐경에서의 기혈순행 방향은 십이경맥과의 상관관계에서는 흉곽부에서 수부 말단으로 흐르는 현상이 강조되고 있을 뿐이며, 실제로는 경맥 자체적으로는 음분이 심부에서 확산하여 수부 말단으로 가고 양분이 오수혈 등의 천부에서 분출하여 구심성으로 향하고, 경별을 통해 폐로 되돌아오는 순환운동을 하고 있는 것이다.

대장경맥의 경우에는 양경맥인 관계로 기혈이 수부 말단에서 두면부 및 흉곽부를 향하여 구심성으로 흐르는 것을 기준으로 삼는다. 그런데 기혈의 양분은 천부를 따라 구심성으로 흐르고 음분은 심부로 흐르면서 원심성으로 각기 다른 방향으로 순행하면서 경맥 안에서 자체 순환하여야 한다. 즉, 대장경맥의 순행 방향은 십이경맥과의 상관관계에서는 수부 말단에서 구심성으로 흐르는 현상이 강조되고 있을 뿐, 경맥 자체적으로는 음분이 심부에서 확산하여 수부 말단으로 가고 양분이 천부에서 분출하여 두면부 내지 흉곽부로 돌아오는 순환운동을 하고 있는 것이다. 그런데 기혈이 대장경을 따라 흉곽부에서 수부 말단으로 흐르는 경로가 『내경』 어느 곳에도 표현되어 있지 않고 다만 원심성으로 순행한 폐경의 수부 말단에서 이어져 대장경으로 기혈이 흐르고 있다.

다음으로 족부 표리경맥인 족양명 위경과 족태음 비경의 자경 내에서의 기혈 흐름과 상호관계를 살펴보자. 수부 경맥에서는 음분의 상승과 원심성이 일치하고 양분의 하강과 구심성이 일치하였으나, 족부 경맥의 경우에는 음분의 원심성이 족부로 하강하는 형세이고 양분의 구심성이 구간으로 상승하는 형세로 정반대이기 때문에 보다 복잡한 설명을 필요로 한다.

족양명 위경은 양경맥인 관계로 기혈의 순행이 족부 말단에서 두면부 및 흉곽부를 향하는 구심성 순행을 기준으로 삼아야 하는데, 십이경맥의 상관관계에서는 오히려 두면부에서 흉곽부를 거쳐 족부 말단으로 순행하는 원심성이 강조되어 있다. 다른 경맥들과 마찬가지로 위경을 흐르는 기혈의 양분은 자경의 천부를 따라 족부 말단에서 두면부 및 흉곽부로 구심성 순행을 하고, 음분은 심부에서 원심성으로 흐르면서 음양이 서로 반대 방향으로 순행하여 경맥 안에서 자체 순환하는 것이 원칙이다. 그런데 위경맥의 기혈은 십이경맥과의 상관관계에서는 두면부에서 흉곽부를 거쳐 족부 말단으로 순행하는 것으로 되어 있고, 오수혈과 경별을 통한 구심성 순행 내지 자경 내 순환운동이 도외시되어 있다는 점에서 위경맥의 음분의 원심성 순행만이 강조되어 있는 형태가 되는 것이다.

족태음 비경을 순행하는 기혈은 음경맥의 원심성 순행의 특성에 따라 흉곽부에서 족부 말단으로 향하는 것을 기준으로 삼아야 하는데, 십이경맥의 상관관계에서는 오히려 족부 말단에서 흉곽부로 순행하는 구심성이 강조되고 있다. 족부 경맥들도 수부 경맥과 마찬가지로 기혈의 음분은 深部를 흐르고 양분은 淺部를 흐르는 가운데, 음분은 확산하는 성질이 있어 흉곽부에서 족부 말단으로 확산하려고 하는 원심성인 순행을 하는 반면, 양분은 수렴하는 성질이 있어 족부 말단에서 흉곽부로 수렴하는 구심성 순행의 양상을 보이게 되는 것이 원칙이다. 그런데 비경맥의 기혈은 십이경맥과의 상관관계에서 족부 말단에서 흉곽부로 순행하는 것으로 되어 있을 뿐이고, 기혈순행의 원동력은 족부 말단으로 원심성 순행을 하는 표리경맥인 위경에 연결되어 공급받고 있다. 즉, 자경 음분의 원심성 순행은 족양명 위경의 원심성 순행에 의존하는 형태이다.

수족부의 십이경맥이 모두 이런 원칙에 따라 경맥을 순행하며 인체를 순환하게 되는데, 소우주인 인체의 흉곽부를 중심으로 한 기혈의 구심성 내지 원심성 순행경로가 지구 환경적 종속체로서의 인체가 중력의 구속을 받고 있는 상태에서 기혈의 음승양강 원칙과 조화를 이루어야 하는 상황이다.

이런 조건하에서 현행 경맥순행방식에 대해 음분의 원심성과 양분의 구심성 속성 및 음승양강의 원칙들을 무리하게 적용하여 해설해 본다면, 수삼음경의 음승은 원심성 순행과 동일하여 음분의 성질이 강하게 나타나는 반면, 족삼음경의 음승은 구심성 순행으로 양분의 성질이 강하게 나타나 있고, 수삼양경의 양강은 구심성 순행과 동일하여 양분의 성질이 강하게 나타나는 반면, 족삼양경의 양강은 원심성 순행으로 음분의 성질이 강하게 나타나 있다고 설명할 수도 있다는 것이다.

그러나 보다 합리적인 설명방법은 경별의 특징에서 찾을 수가 있을지도 모르겠다. 수족부 십이경맥에서 분지되는 십이경별의 순행상 특징은 원심성 운행을 하는 수삼음경과 족삼양경만이 구심성 순행을 하고 있다는 점이며, 나머지 구심성 순행을 하고 있는 경맥들은 경별의 순행도 구심성으로만 하고 있다는 점이다. 또한 구심성 순행으로 흉부로 들어온 십이경별이 모두 두항부로 원심성 순행하여 산포된다는 점이다.

기혈의 인체순환은 십이경맥을 통해서만 이루어지는 것이 아니라 십이경별도 중요한 순행경로 역할을 하고 있고, 오수혈을 통한 기혈의 흐름도 있으므로, 뒤 장에서는 각각의 경맥의 기혈이 경맥 외에 경별 등 어떠한 순행경로를 따라 인체를 순행하고 있으며 경맥들 상호간에는 어떻게 연결되어서 그 순행의 전후 배열순서 및 흐름의 방향이 어떤 형식으로 구성되는지를 상세히 살펴보고, 그 내용들을 앞서 제시한 기혈순행의 3가지 원칙에 입각하여 재해석하여 보기로 한다.

4. 기혈의 경맥순행방식에 대한 한의학 정설의 문제점

1) 기혈의 십이경맥 순차적 직렬순행방식

『靈樞』「經脈」과「經別」에 근거하는 한의학적 정설에 따른 경맥의 순행경로를 벗어난 혈맥들 - 정맥들이 신체의 각 부위에서 매우 많이 눈에 뜨인다. 그럼에도 이 혈맥 부분에 대해서는 모든 고금의 어떠한 황제내경 주석서에서도 전혀 문제를 제기하지 않고 있다. 더구나, 기와 혈 중에 특히 혈액이 경맥의 경혈 배열 순서에 따라 전신을 순환한다고 믿었다면 예를 들어 소상에서 상양으로 이어지는 혈맥이 없음을 모르고 그런 이론을 세웠을 것은 아니다.

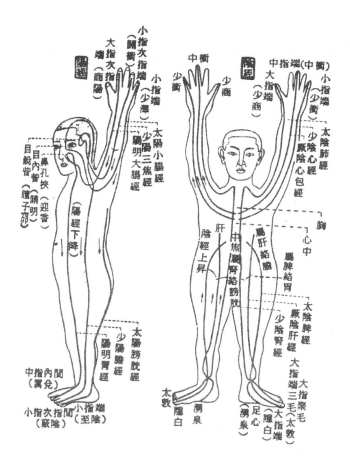

〈그림 3〉 십이경맥순행도282)

한의학 정설에 나와 있는 경맥의 인체순환경로는 언제나 손가락 끝과 발가락 끝에서 단절되어 있다. 물론 수태음 폐경의 낙혈인 열결에서 낙맥이 갈라져 나와 수양명 대장경으로 연락된다고 설명되고 있고, 다른 경맥들도 다음 순행 경맥과 유사한 형식으로 낙맥을 통해 이어지고 있다고 설명되고 있으나 순행의 방향을 설명하기에는 문제점이 많다. 예를 들어 수태음 폐경을 따라 소상까지 흘러간 기혈이 다시 되돌아 나와 열결을 거쳐 수양명 대장경으로 들어가는지 아니면 한 줄기가 별도로 열결에서 직접 대장경으로 흘러 들어가는지, 또한 열결에서 대장경의 낙혈인 편력에 연결되어 상양까지 흘러 들어간[283] 다음 기혈이 다시 두면부로 순행하려면 갔던 경로를 다시 되돌아와야 하는데 동일한 경로를 왕복으로 사용하고 있는지 아니면 들어간 경로와는 다른 옆 경로를 사용하는지 분명치가 않다.

폐경과 대장경과 같이 음양 표리관계에 있는 경맥들은 십이경맥 모두 각각 수부나 족부 말단에서 음양경맥이 계속하여 연결된다. 반면에 예를 들어 대장경과 위경은 음양 표리장부도 아니고, 오행 상으로도 금(대장경)에서 토(위경)로 역행하는 관계인데, 두 양경이 모두 양명경이라는 점만으로 두면부에서 선후 관계로 계속 연결되어 있다. 또한 음경맥의 경우 예를 들어 비경과 심경은 비록 모두 음경이기는 하지만 비경(토)은 태음경이고 심경(화)은 소음경으로서

---

282) 本間祥白：『難經之硏究・附 圖解十四經發揮』, 1965 p.26.

283) 배병철 역：『靈樞』, 2001, pp.153－155(手太陰之別 名曰列缺－別走陽明也－手陽明之別 名曰遍歷－別走太陰. 經脈: 단, 태음에서 양명의 어디로 들어가며, 양명에서 태음의 어디로 들어가는지에 대해서는 정확히 혈명이 명시된 바가 없고, 십이경맥 모두가 그렇다.).

음의 성분비가 다른 두 경맥이 흉곽부에서 직접 연결되어 있는 형태이고 그 주행 방향도 토에서 화로 역행하는 문제가 있다. 이런 문제들은 다른 경맥들에서도 공통적으로 나타나고 있는데, 이에 대한 음양오행론적 설명이 없음은 물론 또한 설명 자체가 불가능하다. 삼양경의 경우 연결되는 수족 양경이 같은 음양성분비를 가지고 있기 때문에 두면부에서 이어지는 것에 대해 나름대로 설명할 수 있는 논리가 성립될 수도 있지만 삼음경의 경우 연결되는 수족 음경의 음양성분비가 다르기 때문에 삼양경과 동일한 논리로는 설명할 수가 없다.

내경에는 기혈순환의 추동력을 의미하는 맥박을 표현하는 맥[284]이란 말과 동맥[285]이란 단어도 나오고 있고, 심장이 血行을 주관하고 있음을 말하고 있으며, 더구나 당시의 인체해부능력은 혈관을 확인할 수 있을 정도 이상이었고 인체의 장부를 확실히 확인하고 있는 정도였다.[286] 그럼에도 당시 내경의 저자들이 기와 혈, 특히 혈이 기존의 정설대로 일렬로 나열된 십이경맥의 순행 순서에 따라 흉곽부에서 수부 말단 – 두면부 – 흉곽부 – 족부 말단 – 흉곽부 – 수부 말단 등의 순으로 계속 순환하며, 단지 사지 말단에서만 음양이 서로 교체, 연결된다고 생각했었을 것이라고 보는 것은 잘못

---

284) 배병철 역: 전게서, p.59(夫色脈與尺之相應也 如桴鼓影響之相應也. 邪氣臟腑病形: 무릇(안)색, 맥(박), 척(부)의 상응관계는 마치 북채로 북을 치면 그 소리가 상응하는 것과 같다.).

285) 배병철 역: 前揭書, p.40(缺盆之中 任脈也 名曰天突 一次任脈側之動脈 足陽明也 名曰人迎 二次脈 手陽明也 名曰扶突 三次脈手太陽也 名曰天窓 四次脈足少陽也 名曰天容(衝) 五次脈 手少陽也 名曰天牖 六次脈 足太陽也 名曰天柱 七次脈項中央之脈 督脈也 名曰風府 腋內動脈 手太陰也 名曰天府 腋下三寸 手心主也 名曰天池. 本輸).

286) 장경선 외 역: 『의역학 사상(이준천 편: 의역회통정의)』, 2000, p.75(『靈樞』「腸胃」, 「平人絕穀」에는 음식물이 입으로 들어가 위, 소장, 대장을 거쳐 체외로 배출되기까지 거치는 소화경로의 심천, 근원, 장단을 상세히 서술하고 있다.

된 해석이며, 이를 반증할 수 있는 내용이 내경에 많이 발견된다. 즉, 경맥과 경별이 서로 연결되어 있고 낙맥과 손맥 또한 기혈의 통로이므로 기혈의 운행은 경맥만을 흐르는 것이 전부가 아니고 낙맥과 손맥은 물론이고 기존 학설에서는 중요시하지 않고 있는 경별을 경유하여 전신을 순행하는 것으로 파악하여야 한다.

기혈의 인체순행경로는 인체의 생리활동과 긴밀한 관계에 놓일 수밖에 없다. 그 이유는 순행경로의 순서와 그 전후관계에 따라 경맥들 상호간에 미치는 영향이 달라질 수밖에 없기 때문이다. 그런데 한의학의 변증시치에는 경맥의 순행경로 및 그 전후관계는 별로 고려되고 있지 않다. 굳이 변증론과 경맥의 순행경로와의 관계를 찾아보고자 한다면 육경변증을 들 수 있는데, 육경변증도 그 病症 간의 傳變順序가 경락의 순행 순서가 아니라, 예를 들어 삼양경병은 태양경병 - 소양경병(양명경병) - 양명경병 - 삼음경병의 순으로 傳經되고, 삼음경병은 또다시 태음경병 - 소음경병 - 궐음경병의 순으로 전경되는 것을 일반적인 원칙287)으로 삼고 있기 때문에 이 또한 기혈의 경락순행 순서와는 별다른 연관이 없어 보인다. 오히려 장부변증에 있어서는 간 - 심 - 비 - 폐 - 신의 음양오행론적 轉變 순서에 따른 상생, 상극 등의 관계가 고려되어 施治되고 있는데, 그 대표적인 예가 오행침법이며, 한의학적 질병치료의 주요 원칙인 扶正祛邪의 보법, 사법과 음양조절법은 기혈의 경락순행 순서와는 전혀 관련이 없고 오직 음양오행론의 일반적 轉變원칙만을 따르고 있을 뿐이다.

---

287) 김완희: 前揭書, p.369.

2) 음승양강 원칙의 적용에 대한 문제점

『十四經發揮』[288]의 <手足陰陽流注圖>에는 『靈樞』「經脈」에 묘사되어 있는 경맥의 인체순환경로에 따라 기혈의 인체순환경로와 방향을 <그림 3>과 같이 서술하고 있다.[289] 『十四經發揮』는 오늘날 침뜸의학 학술의 교과서적 지침서가 되고 있다.[290] 기혈의 인체운행의 주요 원칙은 음승양강 원칙인데, 음승양강의 원칙을 인체에 적용함에 있어 인체의 상하 위치는 결정적 요소가 된다. 『十四經發揮』에 따른 음승양강 원칙을 적용할 수 있는 인체의 자세는 양팔을 하늘로 향하여 들고 서 있는 자세이다.

그러나 양팔을 들고 서 있는 자세는 인체의 정상적인 자세가 아니며, 『黃帝內經』에도 서 있는 자세에 대한 어떤 설명도 찾아볼 수가 없다. 『黃帝內經』과 동시대의 작품으로 알려지고 있는 『難經』[291]을 주석하는 『難經集注』[292]를 자세히 살펴볼 필요가 있다. <그림 4>의 <黃帝八十一難經注義圖>에서 보여 주는 <手足陰陽流注始終之圖>는 인체를 정상적인 자세로 팔을 아래로 자연스럽게 내려뜨리고 있는 모습으로 그리고 있다.

---

288) 십사경발휘는 총 3권으로 1341 元代 滑壽가 편찬.

289) 이재동, 김남일: 前揭書, pp.249 - 250.

290) 이재동, 김남일: 前揭書, p.256.

291) 이재동, 김남일: 前揭書, pp.97 - 100(난경의 저자는 扁鵲 또는 秦越人으로 알려져 있으나 이들 모두 전설 속의 인물이다. 책의 주요내용은 내경에서 의문이 되는 부분들을 논술한 것이지만 일부 내경과 무관한 내용들도 있어 난경이 내경의 해설서냐 아니면 독자적 일가를 형성하는 것이냐에 대해서는 논란이 있다.).

292) 난경집주는 총 5권으로 1026 송대 王惟一이 저술. 명대 王九恩 등이 편집한 것으로 그 내용은 삼국시대 呂廣, 당대 楊玄操, 송대 虞庶 등의 주문을 선별 수록한 것임.

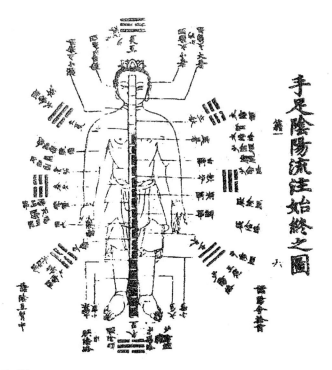

(그림 해설)
인물 중앙에 그려져 있는 잣대는 인체 상하의 음양성분비를 표시하고 있다. 주목할 점은 인체가 손을 들어 하늘로 향하고 있지 않고 정상 상태로 아래로 내려뜨리고 있다는 것이다. 즉, 팔목 부분의 음양성 분비는 수부 말단으로 갈수록 음성분비가 많아진다는 것이다.
반면 한의학 정설에서는 인체가 두 손을 들어 하늘로 향하고 서 있는 것을 기준으로 하여 수부 말단으로 갈수록 양분이 강한 것으로 설명하고 있다.
이 그림으로는 기혈순행의 음승양강을 설명할 수가 없으며, 오로지 원심성과 구심성 순행 원칙으로만 설명이 가능하다. 두면부와 흉복부가 내부중심이 되며 수족부 말단이 외부 표면이 되는 것이다. 내부 중심인 두면부와 흉복부를 음양으로 분류하면 두면부가 양이고 흉복부가 음이며, 외부표면인 수족부 말단을 음양으로 분류하면 수부 말단이 양이고 족부 말단이 음이 되는 것이다.

〈그림 4〉 黃帝八十一 難經注義圖[293]

　　〈그림 4〉에서 인체의 한가운데 상하로 그려져 있는 잣대는 기혈의 음양성분비를 나타내고 있는데, 두면부로 갈수록 양분이 강하고 족부 하단으로 갈수록 음분이 강한 것으로 표시되어 있다.

---

293) Kubny, M: Qi - Lebenskraftkonzepte in China. 2002 p.206.

팔은 자연스럽게 아래로 내려뜨리고 있기 때문에 어깨 부분으로 갈수록 양분이 강하고 손끝으로 갈수로 음분이 강하다. 『十四經發揮』보다 훨씬 앞선 『難經集注』에 도해된 <그림 5>에서 보는 바와 같이 경항부 이상은 양중양, 가슴은 양중음, 손은 음중양, 허벅지 이하는 음중음으로 표시되어 있는바, 수부 말단은 족부 말단과 비교하여서는 양분이 강하지만 인체의 흉복부와 비교하여서는 그보다 더 아래에 위치하여 음분이 강한 상태이다.

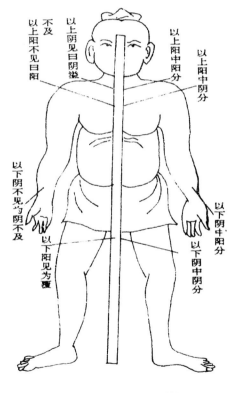

〈그림 5〉 인체의 음양분포도[294]

---

294) 魯兆麟 主校: 難經集注. 1991. p.6(난경집주는 총 5권으로 1026 송대 王惟一이 저술.

『難經集注』의 도해에 따르면 흉부에서 일어나 수부 말단으로 운행하는 수삼음경의 경우, 흉부보다 아래로 운행하기 때문에 기혈이 상승하는 것이 아니라 하강하는 셈이 되는 것이므로 음승양강의 원칙만으로는 설명할 수가 없고, 반대로 수삼양경의 경우도 기혈이 하강하는 것이 아니라 상승하는 셈이 되고 있다. <黃帝八十一難經注義圖>에 제시되고 있는 인체의 자세에는 현행 경락학설이 주장하는 기혈운행의 음승양강 원칙을 적용할 수가 없다.

음승양강 운행원칙에다 원심성 내지 구심성 운행원칙을 적용하면 앞에 기술되어 있는 바와 같은 기혈의 경맥순행방식으로 인체의 정상적 자세에서의 기혈순행을 설명하는 것이 가능해진다.[295]

『十四經發揮』에서와 같이 누가 언제부터 왜 팔을 위로 올리고 수부 말단을 하늘로 향하고 서 있는 자세에서 수부 말단을 인체의 極陽으로 표시하였는가를 알아보는 것도 가치 있는 연구과제가 될 것이다.

3) 子午流注法과 기혈의 인체순환체계와의 관계

자오유주에 대한 최초의 전문서적은 1153년 金나라의 閤明廣이 지은 『子午流注鍼經』으로 3권으로 구성되어 있다. 그는 자오유주법이 『素問』과 『難經』 등에서 연원하였는데 그 내용이 전해지지 않고 있으나, 성인이 六十四首法을 남겨서 이를 천착하게 되었다고 기술하고 있다.[296]

명대 王九恩 등이 편집한 것으로 그 내용은 삼국시대 呂廣, 당대 楊玄操, 송대 虞庶 등의 주문을 선별 수록한 것임).

295) 본서 130쪽 (3. 십이경맥의 음양성분과 기혈의 경맥순행방식) 참조.

자오유주법의 이론적 근거는 十二地支의 子는 北方 坎卦 水이고 午는 南方 离卦 火로서 음양의 분기점으로 삼고 있다. 일일 중에 午時는 양이 최성하고 야반 子時는 음이 지극하며, 음력 일 년 중 동지가 있는 음력 11월을 子月로 정하고 하지가 있는 음력 5월을 午月로 정하였다. 자시와 자월에는 一陽이 시생하여 장차 양이 성하여지고 오시와 오월에는 一陰이 시생하여 장차 음이 성하여지는 것으로 보고 있다. 자오유주란 인체의 기혈이 12時辰을 따라 전신을 따라 유동 灌注한다는 의미로서, 시간적 차이에 따라 주기적으로 기혈의 성쇠가 일어나고 경맥이 개합(得時爲之開 失時爲之闔)된다.[297]

한의학 정설에서는 기혈의 경맥순행의 순서에 따라 장부경맥을 十二地支에 배합하여 十二時辰으로 구분하였다. 즉, 폐경은 인시가 되고, 대장경은 묘시, 위경은 진시, 비경은 사시, 심경은 오시, 소장경은 미시, 방광경은 신시, 신경은 유시, 심포경은 술시, 삼초경은 해시, 담경은 자시, 간경은 축시이다. 각 경의 해당 시에는 기혈이 왕성하게 되고 해당 시가 지나면 기혈이 쇠퇴해진다.[298]

그런데 인체의 기혈이 십이경맥을 순차적으로 순행하는 것이라면, 예를 들어 폐경이 열이어 폐기가 왕성해지는 인시에는 나머지 11개의 다른 경맥은 모두 닫히거나 경기가 쇠퇴해져 있기 때문에 설사 폐경의 기혈이 폐경을 왕성하게 운행하더라도 그 기혈이 폐경을 지나 다른 11개 경맥을 모두 순차적으로 왕성하게 순행한다

---

296) 이재동, 김남일: 前揭書, pp.244-245(聖人留此六十四首法 故令後人穿鑿也).

297) 임종국: 前揭書, pp.669-671.

298) 임종국: 前揭書, p.674.

는 것은 생각할 수가 없는 일이다. 폐경이 아닌 다른 경맥들이 열리고 왕성해지는 시간에도 모두 마찬가지로 나머지 경맥들은 닫히거나 쇠퇴해지기 때문에 기혈의 정상적인 인체순환이 가능해지는 시간은 아무 때도 없게 되는 것이다. 즉, 기혈이 십이경맥을 순차적으로 순행하는 체계하에서는 기혈의 인체순환은 정상적으로 이루어질 수가 없고 인체의 정상적인 생리가 유지될 수가 없다.

자오유주법의 논리가 성립되기 위해서는 기혈의 경맥순환이 각각의 경맥을 단위로 개별적으로 이루어져야 하는데, 이런 형상의 기혈순환체계를 아래와 같이 구상해 볼 수가 있다.

(1) 개별 경맥을 순행하는 기혈에는 음분과 양분이 있는데, 음분이 四肢로 원심성 순행하여 수족 말단에서 중음필양으로 양분으로 전화되어 다시금 軀幹으로 구심성 순행을 하거나, 아니면 표리경맥의 양분으로 유입되어 구심성 순행을 한다.

(2) 이때에 십이시진에 따라 시간이 경과함에 따라 해당 경맥의 기혈이 왕성해지고 나머지 경맥들은 상대적으로 쇠퇴한다.

(3) 어떤 경맥을 순행하는 기혈의 성쇠가 정상의 범위를 벗어나게 되어 병리현상이 일어나면 장부경맥 간의 음양오행적 상생, 상극의 원칙에 따라 상호간에 영향을 미치게 된다.

실제로, 자오유주 配穴法의 핵심인 오수혈의 보사법[299]은 자경과 타경의 오수혈을 활용하여 자경맥 기혈의 성쇠를 조절하고, 타경맥에도 영향을 미치도록 하는 방법인데, 오수혈의 보사법은 음양오행론에 입각한 장부경맥 상호간의 상생상극 관계에 기초하는 것일 뿐, 십이경맥의 순행 次順을 전혀 고려하지 않고 있다.

---

299) 임종국: 前揭書, pp.643-646, pp.678-709.

Ⅵ. 기혈의 경락순행경로 및
경혈 배열방법

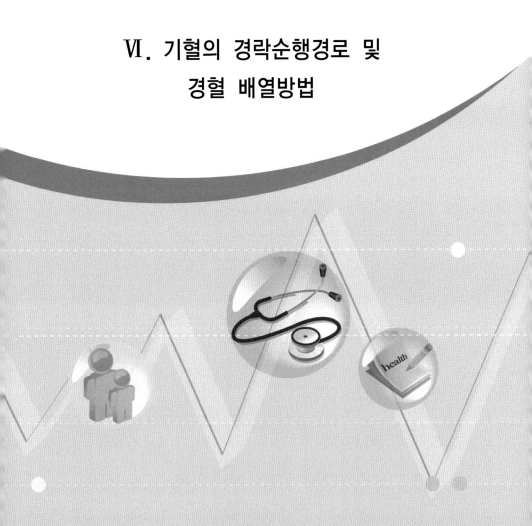

1. 기혈운행의 원동력 - 宗氣

　종기는 흉중에 쌓인 기로서 종기가 흉중에 적취된 곳을 氣海 또는 膻中이라 하며, 종기는 기해로부터 氣道(폐경)로 상주하고 氣街로 하주한다.[300] 복부의 기가로 하주한 종기는 충맥을 따라 하부로 운행하여 족삼음경에 스며들고,[301] 충맥을 따라 위로 올라간 종기는 인후, 콧구멍 부위에서 모든 양경에 스며든다.[302] 종기는 기도를 주행하여 호흡을 조절하고 심맥을 관통하여 심장의 박동을 추동시키고 조절하므로 기혈의 운행과 유관한 인체의 기이다.[303] 종기는 또한 십이경맥과 365낙맥의 기가 두면부에서 합하여져 코로 나오는 기를 말하기도 하며,[304] 또한 위경의 대락인 허리가 횡격막

---

300) 배병철 역: 『靈樞』, 2001, p.563(宗氣留于海 其下者注于氣街 其上者走于息道. 刺節眞邪).

301) 배병철 역: 上揭書, pp.322 - 323(夫衝脈者 - 其下者 注少陰之大絡 出于氣街 - 下至內踝之後屬而別 其下者 幷于少陰之經 滲三陰 其前者 伏行出跗屬 下循跗入大指間 滲諸絡. 順逆肥瘦).

302) 배병철 역: 上揭書, p.322(夫衝脈者 五臟六腑之海也 五臟六腑皆稟焉 其上者 出于頏顙 滲諸陽. 順逆肥瘦).

303) 김완희: 『한의학 원론』, 2003, p.123(宗氣積于胸中 出于喉嚨 以貫心脈而行呼吸焉, 靈樞 邪客).

을 뚫고 폐로 올라가는 脈氣를 종기로 표현하고도 있다.305)

따라서 종기의 운행은 다음과 같이 요약된다. 脾胃運化한 수곡 지정기가 위경의 대락인 虛里를 통해 횡격막을 뚫고 올라가 폐로 이어져 흉중에 쌓여서 기혈운행의 원동력이 된다. 그중 한 줄기는 肺經을 통해 기혈을 위로 운행하고, 다른 한 줄기는 아래로 내려 가 기가에서 족양명경으로 나와 충맥, 족소음경 등과 만나 腎經을 따라 기혈을 아래로 운행하여 족삼음경에 스며들고, 또한 기가에서 십이경맥의 海인 충맥의 기혈을 위로 운행하여 氣道에서 두항부의 모든 양경맥에 스며듦으로써,306)307) 종기는 흉복부를 중심으로 상 부의 폐경과 두항부, 하부의 족부 말단으로 기혈을 원심성으로 운 행하고 있다.308) 원심성 운동이 있으면 반드시 구심성 운동이 수반 되는 것이 음양론의 원칙이므로 기혈의 원심성 운행에는 기혈의 구심성 운행을 내포하고 있음을 전제하여야 한다.

즉, 인체의 진기가 생성되어 경맥을 통해 인체에 최초 분포되는 부위는 비위와 심폐가 위치하는 흉복부이며, 그곳은 음기가 깃들어 있는 곳이다. 경락을 통해 원심성 순행으로 경맥 - 낙맥 - 손맥을

---

304) 배병철 역: 上揭書, p.58(十二經脈 三百六十五絡 其血氣皆上于面而走空竅 - 其宗氣 上出于鼻而爲臭. 邪氣臟腑病形).

305) 배병철 역: 『素問』, 1999, pp.207 - 208(胃之大絡 名曰虛里 貫鬲絡肺 出于左乳下 其動應手 脈宗氣也, 平人氣象論).

306) 배병철 역: 『靈樞』, 2001, p.322(夫衝脈者 五臟六腑之海也 五臟六腑皆稟焉 其上者 出于頏顙 滲諸陽 其下者 注少陰之大絡 出于氣街 - 下至內踝之後屬而別 其下者 并 于少陰之經 滲三陰. 順逆肥瘦).

307) 배병철 역: 『素問』, 1999, p.421(衝脈者 經脈之海也 主滲灌谿谷 與陽明合於宗筋 陰陽摠宗筋之會 會於氣街 而陽明爲之長 皆屬於帶脈 而絡於督脈. 痿論).

308) 기혈의 경맥순행경로에 대한 한의학적 정설은 음승양강의 원칙만 적용할 뿐 원심성과 구 심성 운행원칙은 고려되지 않음으로 해서 양경맥은 흉복부 위에서 원심성으로 상행하지 못하고 음경맥은 흉복부 아래에서 원심성으로 하행하지 않는 것으로 되어 있음.

경유하여 체표와 사지 말단에 도달한 진기는 그 음양의 속성이 변하여 양기가 되어 손맥 – 낙맥을 거쳐 경맥으로 들어와 구심성 순행을 추구하게 된다. 즉 경맥을 충만하게 채운 기혈이 인체를 순환하면서 낙맥 – 손락을 거쳐 장부조직과 근육, 피부에 유주하여 산포되었다가 다시금 자경 내지 표리경맥의 손락을 통해 흡수되어 낙맥을 거쳐 해당 장부의 경맥으로 흘러 들어가는 것이다.[309)]

2. 기혈 인체순환의 제반 조건

앞에서 자세히 기술한 바와 같이 기혈의 인체순환에 대한 현재의 학설은 하늘과 땅을 기준으로 하여 사람이 손을 하늘로 향하고 서 있는 자세에서 음기의 상승과 양기의 하강 원칙만을 적용한 이론으로, 주로 『靈樞』「經脈」의 내용을 중심으로 체계화한 것이다. 이와 같은 기혈의 인체순환론이 가지고 있는 문제점을 다시 한번 요약하면

  (1) 인체 생리와 병리 조절의 비효율성 문제

  (2) 氣의 속성 중 易簡性[310)]과의 불합치 문제

  (3) 손을 들고 서 있는 인체 자세의 비합리성의 문제

---

309) 임종국: 前揭書, p.202.

310) 김교빈, 박석준 외:『동양철학과 한의학』, 2005, pp.201 – 202(안규석은 「기에 대한 한의학적 이해」 제하 논문에서 기의 속성의 하나인 易簡性을 다음과 같이 설명하고 있다. "무릇 사람을 비롯하여 만물이 모두 어떤 작용을 일으키는 데 있어 가장 힘이 적게 드는 방법과 경로를 선택하는 것은 지극히 당연한 정상이다. 만물은 이 때문에 가장 쉽고 간단한 길을 택하게 되는데 이로부터 이간이 만물의 통리가 될 수 있는 것이다.").

(4) 소우주로서의 인체의 독립성 결여의 문제

(5) 기혈의 음승양강 원칙과 음기의 원심성 및 양기의 구심성 속성 간의 상이성을 동시에 적용하고 있지 않는 문제

(6) 오장육부의 상호작용론적 내지 상관관계론적 오행론에 따른 오장육부의 개체 내부적 음양 운동을 고려하지 않고 있는 문제

(7) 기혈순행경로 선정에서 특별한 이유 없이 십이경별을 제외하고 있는 문제

등을 다양하게 내포하고 있다.

이런 문제점들을 바탕으로 필자는 소우주인 인체를 기준으로 하여 팔을 내리고 정상적으로 서 있는 자세에서 인체 기혈의 음기의 원심성 운동과 양기의 구심성 운동311) 원칙을 중심으로 하고 아울러 하늘과 땅을 기준으로 하는 음승양강의 원칙도 적용하는 가운데 경맥을 물론 경별, 낙맥 등 『황제내경』에 나오는 기혈의 모든 순행경로를 포함시켜 기혈의 인체순행경로를 새로이 구성해 보고, 순행방식의 원칙들을 도출해 보고자 하며, 이와 관련하여 필자가 설정하고 있는 기혈 인체순환의 이론적 배경과 제반 조건을 요약하면 다음과 같다.

(1) 인체: 인체는 우선적으로 독립적 개체로서의 소우주이며, 자세는 팔을 아래로 내리고 서 있는 정상 자세가 기준이며, 지구 환경적 우주에서 중력의 영향하에 있는 존재.

(2) 오장육부: 각각의 장부가 개별적 독립체로서 내부에는 음양 작용이 상존하며 오장육부의 5요소 상관관계론적 오행론312)

---

311) 배병철 역: 『素問』, 1999, p.541(夫陰與陽 皆有腧會 陽注於陰 陰滿之外 陰陽勻平 以充其形. 調經論).

이 적용되고 있음.

(3) 기혈순행경로: 경맥은 물론 경별, 낙맥을 모두 순행경로에 포함.

(4) 기혈의 운행 속성: 흉복부를 중심으로 음기의 원심성, 양기의 구심성 원칙을 우선 적용하고, 지구 중력에 의한 음승양강 원칙 병행 적용. 기의 속성 중 易簡性을 적용하여 기혈은 인 체를 최단거리로 순환.

3. 십이경맥별 기혈의 순행경로

『靈樞』「經脈」에서는 수태음 폐경이 중초[313][314]에서 일어나 대 장에 연락하고 胃口를 따라 돌아 올라가서 폐에 속하고 겨드랑이 를 빠져나와 팔뚝을 따라 내려가 촌구로 들어갔다가 魚際를 따라 엄지손가락 끝으로 나오며, 한 가지가 손목 뒤에서 갈라져 나와 둘째 손가락으로 들어간다. 그 다음 수양명 대장경 – 족양명 위경 – 족태음 비경 – 수소음 심경 – 수소양 소장경 – 족태양 방광경 – 족소 음 신경 – 수궐음 심포경 – 수소양 삼초경 – 족소양 담경 – 족궐음 간경의 순으로 순행하고 있음을 서술하고 있다.[315] 원나라 때 활수

---

312) 김교빈, 박석준 외: 前揭書, p.137.

313) 김완희: 前揭書, p.188(삼초에 대해서는 여러 학설이 있는데, 김완희는 상초는 횡격막 위 의 心肺와 두면부를 포괄하고, 중초는 배꼽 이상의 복부와 脾胃를 포괄하며, 하초는 배꼽 이하 복부, 음부와 肝, 腎을 포괄한다고 하고 있고, 손인순은 중초는 간, 담, 비, 위를 포 함하고 하초는 신장과 방광, 대장과 소장 및 음부를 포함한다고 하고 있다.).

314) 손인순: 『체절신경 조절요법』, 2004, p.234.

315) 「靈樞 營氣」에서는 양명경은 얼굴에서 수족경맥이 이어지고 태양경은 목에서 수족경맥이 이어지며 소양경은 흉협에서 수족경맥이 이어지는 것으로 서술되고 있어 정설과 다르고,

가 1341년 저술한 『十四經發揮』는 후세 침뜸의학 학술의 교과서적 지침서가 되고 있는데[316) 그 속에 『靈樞』「經脈」의 내용과 같은 요지의 <手足陰陽流注圖>의 설명이 잘 나와 있다.[317) 여기에서 기혈은 십이경맥을 따라 음승양강의 원칙에 따라 순행하고 있다. 그러나 십이경맥에서 분지되어 나오는 낙맥이나 십이경별을 순행하는 기혈은 지구 중심의 음승양강의 원칙과 상반되는 인체 중심의 원심성 내지 구심성 순행을 하기도 하는데, 다음에서는 각 경맥별로 경맥은 물론 경맥에 연관된 낙맥과 십이경별[318)을 운행[319)하는 기혈의 순행경로를 인체 중심의 원심성 내지 구심성으로 표현해 보고자 한다.

원심성과 구심성의 기준은 흉강과 복강을 기준으로 하였으며, 두면이나 사지 말단에서 기시하여 구심성 운행을 하는 경우 흉복부(결분과 기충 사이)를 완전히 통과하여 벗어나는 부위까지를, 또는 해당 장부에 속할 때까지를 구심성으로 표현하였으며, 원심성 운행은 흉복부에서 기시하였거나, 또는 구심성 운행을 하던 기혈이 흉복부(결분과 기충 사이)를 완전히 통과하여 다시금 두면부나 사

폐에서는 두면부로 직접 영기가 올라가고, 또한 폐에서 직접 독맥으로 흘러 들어 머리에서 미골로 내려갔다가 임맥으로 이어져 복강을 따라 올라가 결분을 통해 다시금 폐로 돌아오는 순환을 한다는 점에서 「靈樞 經脈」과 차이를 보이고 있음.

316) 이재동, 김남일: 前揭書, p.256.

317) 이재동, 김남일: 前揭書, p.249(凡人兩手足 各有三陰脈 三陽脈 以合爲十二經也 手之三陰 從臟走至手 手之三陽 從手走至頭 足之三陽 從頭下走至足 足之三陰 從足上走入腹 絡脈傳注 周流不息 故經脈者 行血氣 通陰陽 以營於身者也 其始從中焦 注手太陰陽明 陽明注足陽明太陰 太陰注手太陰太陽 太陽注足太陽少陰 少陰注手心主少陽 少陽注足少陽厥陰 厥陰復還注手太陰 其氣常以平旦爲紀 以漏水下百刻 晝夜流行 與天同度 終而復始也).

318) 배병철 역: 『靈樞』, 2001, pp.160 - 166.

319) 임종국: 前揭書, pp.193 - 201 참조.

지 말단으로 계속 운행할 경우 내지 장부에 직접 屬絡하였다가 계속 운행할 경우에 원심성으로 표현하였다. 흉복부 내에서는 일반적으로 기혈이 심폐에 산포되어 혼합되거나 표리장부에 낙속하여 산포하므로 그 방향성을 정하는데 출발지를 먼저 기준으로 삼았다. 본 연구에서는 경맥이 순행하는 인체의 정확한 지점이나 부위를 표시하고자 하는 것이 아니라 순행의 원심성 내지 구심성 방향에 중점을 두고 있음을 사전에 밝혀 둔다.

(기혈운행의 원심성과 구심성 구분 기준)

(1) 두항부와 흉복부 간의 기혈소통은 인후, 결분, 경추를 통하여 이루어지므로 이들 부분을 기준으로 그 아래로 향하는 것은 구심성, 그 위로 향하는 것은 원심성으로 표현하였음.

(2) 수족부와 흉복부 간의 기혈소통은 견관절과 고관절 부위를 경유하므로 이들 부위를 기준으로 기혈의 원심성과 구심성 순행 여부를 구분하였음.

(3) 흉복부 내에서의 기혈운행은 심폐에 산포되어 혼합되거나 표리장부에 낙속하여 산포되므로 원심성 내지 구심성 구분을 출발지를 기준으로 하였음.

(단, 흉복부의 상단은 좌우 결분을 기준으로 하고, 하단은 좌우 기충을 기준으로 하며, 인후와 경추는 두면부에 귀속)

또한 본 장에 인용되는 『영추』와 『소문』의 내용은 배병철의 『금석 황제내경』을 인용한 것임을 밝혀 두고, 그 내용은 일반적으로 잘 알려진 것들이기 때문에 별도의 각주는 생략하는 것을 원칙으로 하고 특별한 경우에 한하여 각주한다.

1) 수태음 폐경

(1) 원심성 순행경로

「經脈」: (수태음 폐경이 중초에서 일어나 대장에 연락하고 胃口를 따라 돌아 올라가서 폐에 속하고) 폐에서 겨드랑이를 빠져나와 팔뚝 안쪽을 따라 내려가 촌구로 들어갔다가 魚際를 따라 엄지손가락 끝으로 나오 며, 한 가지가 손목 뒤에서 갈라져 나와 둘째 손가락으로 들어간 다. 열결이란 낙맥이 손목 뒤 분육에서 시작하여 수태음경과 병행 하여 손바닥으로 들어가 산포되어 어제로 들어가고(散入于魚際) 열결에서 갈라져 양명경으로 주행한다.

「經別」: (정경의 연액 부위에서 갈라져 폐로 들어간 후 대장에 산포되며) 위 로 올라가 결분으로 나온 다음 목구멍을 따라 수양명 대장경과 합 한다.

「營氣」: (간에서 폐로 올라가 흘러 들어가고) 폐에서 후롱을 따라 올라 가 코의 속구멍(頏顙之竅)으로 들어가 뇌로 들어간다. 한 줄기는 폐에서 이마로 올라가 (두정을 따라 목으로 들어가서 척추를 따라 내려가 미 골로 들어가는데 이것이 독맥이며, 여기서 다시 음기에 낙한 다음 음모를 지나 배 꼽으로 들어가서 복강을 따라 올라가는데 이것이 임맥이다. 여기서 다시 결분으로 들어가 폐로 흘러들어 다시 수태음경으로 나온다.)

「脈度」: 폐기는 코로 통하여 폐가 조화로우면 코가 냄새를 맡을 수 있고

「動輸」: 폐경의 맥기는 촌구를 지날 때 급류가 낭떠러지 아래로 떨어지는 것같이 성하고 (어제 부위에서 흩어져 쇠약해진 힘으로 상행하므

로 기세가 미약하다.)

「動輸」: (위기가 상행하여 폐로 들어가고(胃氣上注于肺) 그중 빠르고 매끄러운 기는 머리로 가는데 인후를 따라 칠규로 올라가고 목계를 따라 뇌에 낙하고 귀 앞으로 나와 객주인을 거쳐 협거 부위에서 족양명경에 회합하여 인영으로 내려간다.

『素問』「繆刺論」: 수소음 심경, 족소음 신경, 수태음 폐경, 족태음 비경 족양명 위경의 다섯 낙맥이 모두 귓속에서 모이고 상행하여 왼쪽 이마로 이어진다.[320]

(2) 구심성 순행경로

「經脈」: 수태음 폐경이 중초에서 일어나 대장에 연락하고 胃口를 따라 돌아 올라가서 폐에 속하고 (겨드랑이를 빠져나와 팔뚝 안쪽을 따라 내려가 촌구로 들어갔다가 魚際를 따라 엄지손가락 끝으로 나오며, 한 가지가 손목 뒤에서 갈라져 나와 둘째 손가락으로 들어간다.)

「經別」: 정경의 연액 부위에서 갈라져 폐로 들어간 후 대장에 산포되며 (위로 올라가 결분으로 나온 다음 목구멍을 따라 수양명 대장경과 합한다.)

「本輸」: 맥기가 소상에서 나와 어제로 흘러든 다음 태연으로 흘러서 경거를 지나 척택으로 들어간다. 척택은 팔꿈치의 동맥 중에 있다.

「邪客」: 엄지손가락 끝부분에서 나와 백육제를 순행하여 태연에 이르러 머무르며 박동한 후 안쪽으로 구부러져 魚際에서 여러 陰

---

320) 배병철 역: 『素問』, 1999 p.558(邪客於手足少陰太陰足陽明之絡 此五絡皆會於耳中 上絡左角. 繆刺論).

絡과 회합하여 여러 경맥이 같이 흐르므로 기의 운행이 매끄러우며, 제1장골 아래로 잠행하여 촌구로 나온 후 상행하여 팔꿈치 안쪽에 이르러 큰 근육의 안쪽으로 들어가 올라가 위팔 안쪽을 거쳐서 겨드랑이 밑으로 들어가 안쪽으로 꾸부러져 폐로 들어간다.

「營氣」: 간에서 폐로 올라가 흘러 들어가고, (폐에서 후롱을 따라 올라가 코의 속구멍(頑顙之竅)으로 들어가 뇌로 들어간다. 한 줄기는 폐에서 이마로 올라가) 두정을 따라 목으로 들어가서 척추를 따라 내려가 미골로 들어가는데 이것이 독맥이며, 여기서 다시 음기에 낙한 다음 음모를 지나 배꼽으로 들어가서 복강을 따라 올라가는데 이것이 임맥이다. 여기서 다시 결분으로 들어가 폐로 흘러 들어 다시 수태음경으로 나온다.

「營衛生會」: 상초의 위기는 위의 상구에서 나와 횡격막을 통과하여 흉중에 퍼져 수태음경을 따라 흐르고, 중초의 영기는 상초의 기가 나온 후에 위의 상구에서 나와 상부로 흘러 폐맥으로 들어간다.

「衛氣」: 本은 촌구 부위에 있고 標는 겨드랑이 속에서 움직인다.

「動輸」: (폐경의 맥기는 촌구를 지날 때 급류가 낭떠러지 아래로 떨어지는 것같이 성하고) 어제 부위에서 흩어져 쇠약해진 힘으로 상행하므로 기세가 미약하다.

「動輸」: 위기가 상행하여 폐로 들어가고(胃氣上注于肺) (그중 빠르고 매끄러운 기는 머리로 가는데 인후를 따라 칠규로 올라가고 목계를 따라 뇌에 낙하고 귀 앞으로 나와 객주인을 거쳐 협거 부위에서 족양명경에 회합하여 인영으로 내려간다.)

『素問』「經脈別論」: 경맥의 기는 폐로 모이므로 폐는 모든 맥이 모이는 곳이다.[321](즉, 모든 경맥이 구심성 운행을 하는 것이다.)

(3) 수태음 폐경의 순행경로는

- 음분이 폐에서 겨드랑이를 거쳐 팔뚝을 따라 엄지손가락으로 원심성 순행을 하고

- 자경의 정혈에서 양분으로 나와 오수혈을 따라 겨드랑이로 올라가서 폐로 돌아가는 구심성 순행을 한 다음, 한 줄기가 대장으로 연락되고

- 결분을 지나 목에서 대장경과 상합하고 두면부에 산포되는 원심성 순행을 하고 귀에서 대장경등 종맥과 상합한다.

---

321) 배병철 역: 『素問』. 1999 p.253(經氣歸於肺 肺朝百脈. 經脈別論).

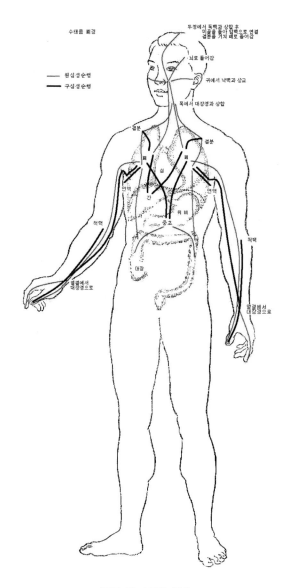

<그림 6> 수태음 폐경

2) 수양명 대장경

(1) 구심성 순행경로

「經脈」: 검지 끝에서 시작하여 합곡으로 나와 팔꿈치 바깥쪽을 타고 어깨로 올라가 견우를 거쳐 대추에서 양경들과 회합하고 결분으로 들어가 폐에 낙하고 횡격막을 뚫고 내려가 대장에 속한다. (한 줄기는 결분에서 목덜미를 타고 올라가 빰과 잇몸과 입 주위를 돌아 반대편 콧구멍으로 들어간다.) 편력이란 낙맥이 손목 3촌 부위에서 나와 태음경으로 주행하고 갈라진 줄기는 팔을 따라 올라가 견우를 타고 지나서 (광대뼈 밑을 지나 치근에 낙하고, 한 줄기가 귀로 들어가 종맥과 합한다.)

「經別」: 손에서 젖가슴 사이로 올라가며, 견우에서 갈라져 쇄골 사이로 들어가서 대장으로 내려가고 폐에 이어진다. (콧구멍을 따라 올라갔다가 결분으로 나와서 수양명경과 합한다.)

「根結」: 맥기가 상양에서 시작하여 합곡으로 흘러가 양계에 주입되며 부돌과 편력으로 들어간다.

「本輸」: 맥기가 상양에서 나와 이간으로 흘러든 다음 삼간으로 흘러서 합곡과 양계를 지나 곡지로 들어간다. 곡지는 팔꿈치 외측 오목한 부위에 있다.

「衛氣」: 본은 주관절 부위에 있고 표는 빰 아래 목 부위에 있다.

(2) 원심성 순행경로

「經脈」: (검지 끝에서 시작하여 합곡으로 나와 팔꿈치 바깥쪽을 타고 어깨로 올라가 견우를 거쳐 대추에서 양경들과 회합하고 결분으로 들어가 폐에 낙하고 횡격막을 뚫고 내려가 대장에 속한다.) 한 줄기는 결분에서 목덜미를 타고 올라가 뺨과 잇몸과 입 주위를 돌아 반대편 콧구멍으로 들어간다. (편력이란 낙맥이 손목 3촌 부위에서 나와 태음경으로 주행하고 갈라진 줄기는 팔을 따라 올라가 견우를 타고 지나서) 광대뼈 밑을 지나 치근에 낙하고, 한 줄기가 귀로 들어가 종맥과 합한다.

「經別」: (손에서 젖가슴 사이로 올라가며, 견우에서 갈라져 쇄골 사이로 들어가서 대장으로 내려가고 폐에 이어진다.) 목구멍을 따라 올라갔다가 결분으로 나와서 수양명경과 합한다.

「本輪」: 대장경의 하합혈은 족양명 위경의 상거허이다.

(3) 수양명 대장경의 순행경로는

- 수부 말단에서 폐경의 음분으로부터 기혈을 이어받아 자경의 정혈에서 양분으로 발현되며, 오수혈을 따라 올라가 어깨를 지나 결분을 통해 폐로 들어가는 구심성 순행을 한 다음, 한 줄기가 계속하여 대장에 속하고 하합혈로 이어지며

- 한 줄기는 폐와 결분을 통해 인후와 안면으로 원심성 순행을 하고 두면부에 산포되어 폐경과 상합한다.

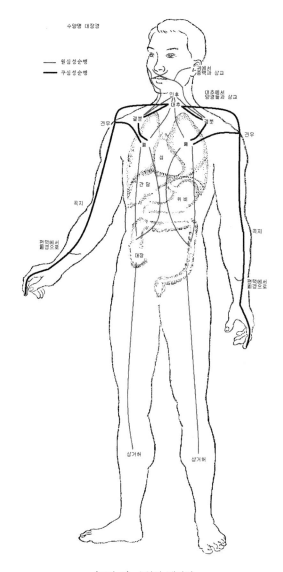

수양명 대장경

원심성순행
구심성순행

인후
대추
견우
결분
결분
견우
폐
폐
심
곡지
간 담
위 비
곡지
편력에서
폐경으로
대장
편력에서
폐경으로
결맥서
결맥과 삼교
대추에서
양경맥과 삼교

상거허
상거허

〈그림 7〉 수양명 대장경

3) 족양명 위경

(1) 구심성 순행경로

「經脈」: 코에서 시작하여 콧마루에서 반대편 족태양경으로 들어 갔다가 아래로 내려가 윗니와 입술을 돌아 승장에서 임맥과 교회 한 다음 턱의 아래쪽 대영을 거쳐 귀 앞을 따라 발제를 거쳐 이마 에 이른다. 한 줄기는 대영에서 목을 타고 내려가 결분으로 들어 간 다음 횡격막을 뚫고 내려가 위에 속하고 비에 낙한다. 결분에 서 직행하는 한 줄기는 젖가슴을 거쳐 배꼽을 끼고 내려가 서혜부 의 氣街[322]로 들어간다. (한 줄기는 胃口에서 일어나서 복부 속으로 들어가 기가에서 직행하는 줄기와 회합하고 아래로 내려가 비관과 복토를 무릎과 정강뼈 바깥을 따라 내려가 발등을 거쳐 가운데 발가락 안쪽으로 들어가고, 다른 줄기는 족삼리에서 갈라져 내려와 가운데 발가락 바깥쪽으로 들어가고, 한 줄기는 발등에 서 갈라져 엄지발가락으로 들어간다.) 풍륭이란 낙맥이 외측 복사뼈 8촌 부위에서 나와 족태음경에 주행하고, 갈라져 나온 줄기는 정강뼈 바깥쪽을 따라 올라가 목뒤에 낙하여 여러 경의 經氣와 만나고 아 래로 내려가 인후에 낙한다.

「經別」: 정경에서 허벅지 부위로 나와 위로 올라가 복부 속으로 들어가 위에 이어지고 비에 산포되며, 다시 위로 올라가 心을 관 통하고 (목구멍을 따라 올라가 입으로 나오며 다시 콧등을 따라 올라가 눈으로 이어진 다음 정경과 합한다.)

「根結」: 맥기가 여태에서 시작하여 충양으로 흘러가 해계에 주

---

322) 배병철 역: 『靈樞』, 2001.p 323(기가는 기충으로 충맥과 족소음경의 기가 함께 나오는 곳).

입되며 인영과 풍륭으로 들어간다. 여태에서 시작하여 頟大(두유)에서 끝난다.

「本輪」: 맥기가 여태에서 나와 내정으로 흘러든 다음 함곡으로 흘러서 충양과 해계를 지나 족삼리로 들어간다. 족삼리는 무릎 아래 3촌 경골 바깥쪽에 있다.

「衛氣」: 본은 여태에 있고 표는 후두융기 양쪽의 인후에 있다.

「動輪」: 위기가 상행하여 폐로 들어가고(胃氣上注于肺), (그중 빠르고 매끄러운 기는 머리로 가는데 인후를 따라 칠규로 올라가고 목계를 따라 뇌에 낙하고 귀 앞으로 나와 객주인을 거쳐) 협거 부위에서 족양명경에 회합하여 인영으로 내려간다.

『素問』「平人氣象論」: 대락인 허리가 횡격막을 뚫고 올라가 폐에 낙하고 좌측 유방 아래로 나오는데 그 박동이 옷 위에서도 느껴지면 종기가 빠져나가는 것이다.[323]

『素問』「痿論」: 충맥은 기가에서 양명경과 만나 양명이 으뜸이 되어 대맥에 속하고 독맥에 낙한다.[324]

『素問』「水熱穴論」: 伏菟의 상부에 각각 두 줄이 있고 각 줄마다 5혈이 있는데 이는 신기가 운행하는 통로이다.[325]

---

323) 배병철 역: 『素問』, 1999 pp.207-208(胃之大絡 名曰虛里-貫鬲絡肺 出於左乳下 脈宗氣也-其動應衣 宗氣泄也. 平人氣象論).

324) 배병철 역: 『素問』, 1999 p.421(衝脈者-會於氣街 而陽明爲之長 皆屬於帶脈 而絡 於督脈. 痿論).

325) 배병철 역: 『素問』, 1999, p.528(伏菟上 各二行 行五者 此腎之街也. 水熱穴論: 복토상 두 줄은 복부에서 순행하는 족소음경과 족양명경으로 해석).

(2) 원심성 순행경로

『經脈』: (코에서 시작하여 콧마루에서 반대편 족태양경으로 들어갔다가 아래로 내려가 윗니와 입술을 돌아 승장에서 임맥과 교회한 다음 턱의 아래쪽 대영을 거쳐 귀 앞을 따라 발제를 거쳐 이마에 이른다. 한 줄기는 대영에서 목을 타고 내려가 결분으로 들어간 다음 횡격막을 뚫고 내려가 위에 속하고 비에 낙한다. 결분에서 직행하는 한 줄기는 젖가슴을 거쳐 배꼽을 끼고 내려가 서혜부의 기가로 들어간다.) 한 줄기는 胃口에서 일어나서 복부 속으로 들어가 기가에서 직행하는 줄기와 회합하고 아래로 내려가 비관과 복토를 무릎과 정강뼈 바깥을 따라 내려가 발등을 거쳐 가운데 발가락 안쪽으로 들어가고, 다른 줄기는 족삼리에서 갈라져 내려와 가운데 발가락 바깥쪽으로 들어가고, 한 줄기는 발등에서 갈라져 엄지발가락으로 들어간다.

『經別』: (정경에서 허벅지 부위로 나와 위로 올라가 복부 속으로 들어가 위에 이어지고 비에 산포되며, 다시 위로 올라가 心을 관통하고) 목구멍을 따라 올라가 입으로 나오며 다시 콧등을 따라 올라가 눈으로 이어진 다음 정경과 합한다.

『動輸』: (위기가 상행하여 폐로 들어가고(胃氣上注于肺)) 그중 빠르고 매끄러운 기는 머리로 가는데 인후를 따라 칠규로 올라가고 목계를 따라 뇌에 낙하고 귀 앞으로 나와 객주인을 거쳐 (협거 부위에서 족양명경에 회합하여 인영으로 내려간다.)

『素問』「風論」: 風氣가 양명경을 따라 胃로 들어와서 경맥을 따라 위로 올라가 눈 안쪽 모서리에 이른다.[326]

『素問』「繆刺論」: 수소음 심경, 족소음 신경, 수태음 폐경, 족태

---

326) 배병철 역: 上揭書, p.403(風氣與陽明入胃 循脈而上至目內眥. 風論).

음 비경 족양명 위경의 다섯 낙맥이 모두 귓속에서 모이고 상행하여 왼쪽 이마로 이어진다.[327]

(3) 족양명 위경의 순행경로는

- 폐경과 대장경이 두면부에 상합하여서 양분으로 분출되는 기혈을 이어받아 인후와 결분을 통해 폐를 거쳐 위, 비에 속락하는 구심성 순행을 하고, 한 줄기는 결분에서 직접 기가(기충)로 순행하며

- 위로 흘러 들어온 위경의 음분이 胃에서 기가를 거치면서 결분에서 직접 내려오는 기혈과 합하여져 대퇴부를 지나 족부 말단으로 원심성 순행을 한 다음,

- 자경의 정혈에서 양분으로 분출하여 오수혈을 따라 서혜부를 거쳐 위와 심, 폐로 구심성 순행을 하며

- 심, 폐에서 다시금 인후를 거쳐 두면부로 원심성 순행을 하여 산포되어 눈에서 비경과 상합한다.

---

[327] 배병철 역: 上揭書, p.558(邪客於手足少陰太陰足陽明之絡 此五絡皆會於耳中 上絡左角. 繆刺論).

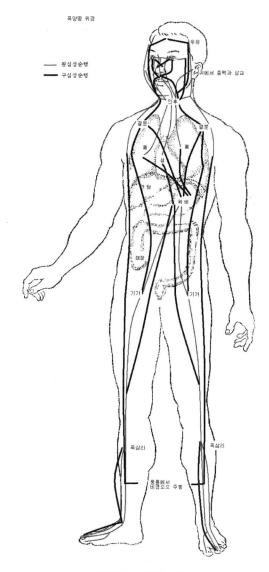

<그림 8> 족양명 위경

4) 족태음 비경

(1) 원심성 순행경로

「經脈」: (엄지발가락 끝에서 시작하여 안쪽 복사뼈 앞쪽을 거쳐 장딴지 안쪽으로 올라가 정강뼈 뒤쪽에서 족궐음경과 회합한 후 그 앞으로 나와 무릎을 지나 허벅지 안쪽을 타고 올라가 복부로 들어간 다음 비에 속하고 위에 낙한다.) 다시 횡격막을 뚫고 올라가 인후를 싸고돌아 혀뿌리로 이어져서 혀 밑으로 분산된다. (한 줄기는 별도로 胃를 따라서 횡격막을 거쳐 心中으로 들어간다.)

「經別」: (정경이 허벅지 부위로 올라와 족양명 위경의 경별과 합해져 위로 올라가 복부 속으로 들어가 위에 이어지고 비에 산포되며,) 다시 위로 올라가 心을 관통하고 목구멍을 따라 올라가 입으로 나오며 다시 콧등을 따라 올라가 눈으로 이어진 다음 족양명경과 합한다.

「脈度」: 비기는 입으로 통하는데 비가 조화로우면 입으로 오곡의 맛을 변별할 수 있다.

『素問』「太陰陽明論」: 족태음경이 위를 관통하고 비에 속하며 인후에 이어진다.[328]

『素問』「繆刺論」: 수소음 심경, 족소음 신경, 수태음 폐경, 족태음 비경 족양명 위경의 다섯 낙맥이 모두 귓속에서 모이고 상행하여 왼쪽 이마로 이어진다.[329]

---

328) 배병철 역: 『素問』, 1999, p.319(足太陰者 三陰也 其脈貫胃屬脾絡嗌. 太陰陽明論).
329) 배병철 역: 上揭書, p.558(邪客於手足少陰太陰足陽明之絡 此五絡皆會於耳中 上絡左角. 繆刺論).

(2) 구심성 순행경로

「經脈」: 엄지발가락 끝에서 시작하여 안쪽 복사뼈 앞쪽을 거쳐 장딴지 안쪽으로 올라가 정강뼈 뒤쪽에서 족궐음경과 회합한 후 그 앞으로 나와 무릎을 지나 허벅지 안쪽을 타고 올라가 복부로 들어간 다음 비에 속하고 위에 낙한다. (다시 횡격막을 뚫고 올라가 인후를 싸고돌아 혀뿌리로 이어져서 혀 밑으로 분산된다.) 한 줄기는 별도로 胃를 따라서 횡격막을 거쳐 心中으로 들어간다. 공손이란 낙맥이 엄지발가락 본절 뒤 1촌 부위에서 시작하여 갈라져서 족양명경으로 주행하고, 갈라져 나온 낙맥은 腸과 胃에 낙한다. 대포라는 대낙맥은 淵腋(족소양 담경) 아래 3촌 부위에서 나와 흉협부로 퍼진다(布胸脇).

「經別」: 정경이 허벅지 부위로 올라와 족양명 위경의 경별과 합해져 위로 올라가 복부 속으로 들어가 위에 이어지고 비에 산포되며, (다시 위로 올라가 心을 관통하고 목구멍을 따라 올라가 입으로 나오며 다시 콧등을 따라 올라가 눈으로 이어진 다음 족양명경과 합한다.)

「根結」: 은백에서 시작하여 태창(中脘)에서 끝난다.

「本輸」: 맥기가 은백에서 나와 대도로 흘러든 다음 태백으로 흘러서 상구를 지나 음릉천으로 들어간다. 음릉천은 무릎 안쪽 오목한 부위에 있다.

「衛氣」: 본은 중봉 전방 상 4촌에 있고 표는 등의 脾腧와 설근부에 있다.

(3) 족태음 비경의 순행경로는

- 족부 말단에서 위경의 음분으로부터 기혈을 이어받아 자경의

정혈에서 양분으로 발현되며, 오수혈을 따라 위로 올라가 서혜부를 거쳐 비, 위에 속락하고 심, 폐로 이어지는 구심성 순행을 한 다음 -심을 순행한 한 줄기가 인후를 거쳐 두면부로 원심성 순행을 하여 산포되어 눈에서 위경과 상교하고 귀에서 종맥과 상합한다.

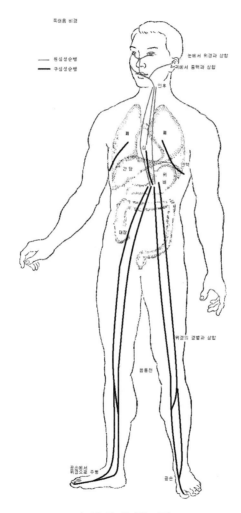

〈그림 9〉 족태음 비경

5) 수소음 심경

(1) 원심성 순행경로

「經脈」: 심중에서 시작하여 심계에 속하고 횡격막을 뚫고 내려가 소장에 낙한다. 다른 한 줄기는 심계에서 인후를 끼고 올라가 눈으로 이어진다. 직행하는 줄기는 심계에서 폐로 올라가 겨드랑이로 나온 다음 팔 안쪽 뒷면을 따라 손바닥 뒤쪽 뼈로 내려와 새끼손가락 안쪽 끝으로 나온다. (통리란 낙맥이 손목 1촌 떨어진 곳에서 나와 상행하여 본경의 경맥을 따라 심중으로 들어간 다음) 심중에서 혀뿌리에 이어지고 눈으로 들어간다. (통리에서 갈라져 태양경으로 주행한다.)

「經別」: (정경의 淵腋 부위의 근육 사이로 들어가 心에 이어지고) 목구멍을 따라 올라가 얼굴로 나와 눈 안쪽 모서리에서 수태양 소장경과 합해진다.

「脈度」: 심기는 혀로 통하는데 심이 조화로우면 혀로 오미를 알 수 있으며

「師傳」: 오장육부를 주관하는 심경의 통로는 결분이다.[330]

「邪客」: 심경에는 사기가 침입하는 수혈이 없는데 병사가 심에 있다 함은 모두 심포락에 있는 것이다. 심포락이 심을 주재하는 경맥이므로 심의 외부에 있는 경맥에는 발병하나 심장에는 발병치 않지만, 심경맥 운행의 출입, 굴절, 서질은 수태음경과 수궐음경의 움직임과 같다.

『素問』「繆刺論」: 수소음 심경, 족소음 신경, 수태음 폐경, 족태

---

330) 배병철 역: 『靈樞』, 2001, p.283(五臟六腑 心爲之主 缺盆爲之道. 師傳).

음 비경 족양명 위경의 다섯 낙맥이 모두 귓속에서 모이고 상행하여 왼쪽 이마로 이어진다.[331]

(2) 구심성 순행경로

「經脈」: (심중에서 시작하여 심계에 속하고 횡격막을 뚫고 내려가 소장에 낙한다. 다른 한 줄기는 심계에서 인후를 끼고 올라가 눈으로 이어진다. 직행하는 줄기는 심계에서 폐로 올라가 겨드랑이로 나온 다음 팔 안쪽 뒷면을 따라 손바닥 뒤쪽 뼈로 내려와 새끼손가락 안쪽 끝으로 나온다.) 통리란 낙맥이 손목 1촌 떨어진 곳에서 나와 상행하여 본경의 경맥을 따라 심중으로 들어간 다음(심중에서 혀뿌리에 이어지고 눈으로 들어간다.) 통리에서 갈라져 태양경으로 주행한다.

「經別」: 정경의 淵腋 부위의 근육 사이로 들어가 心에 이어지고 (목구멍을 따라 올라가 얼굴로 나와 눈 안쪽 모서리에서 수태양 소장경과 합해진다.)

「邪客」: 심경에는 사기가 침입하는 수혈이 없는데 병사가 심에 있다 함은 모두 심포락에 있는 것이다. 심포락이 심을 주재하는 경맥이므로 심의 외부에 있는 경맥에는 발병하나 심장에는 발병치 않지만, 심경맥 운행의 출입, 굴절, 서질은 수태음경과 수궐음경의 움직임과 같다.

「衛氣」: 본은 銳骨의 끝이고 표는 등의 心脈이다.

(3) 수소음 심경의 순행경로는

– 심으로 흘러 들어오는 심경의 음분이 겨드랑이를 거쳐 수부

---

331) 배병철 역: 『素問』, 1999 p.558(邪客於手足少陰太陰足陽明之絡 此五絡皆會於耳中 上絡左角. 繆刺論).

말단으로 원심성 순행을 하고 한 줄기는 소장에 연락된다.

　－(심포경의) 정혈에서 양분으로 분출하여 오수혈로 올라가고, 통리에서 양분이 분출하여 상행하여 심중으로 들어가는 구심성 순행을 하며

　－심에서 목구멍을 거쳐 두면부로 산포되는 원심성 순행을 하여 눈에서 소장경과 상교한다.

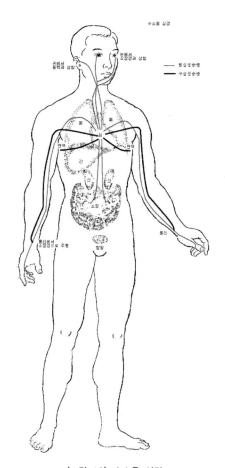

〈그림 10〉 수소음 심경

6) 수태양 소장경

(1) 구심성 순행경로

「經脈」: 새끼손가락 바깥 끝에서 시작하여 손목의 완골을 지나 척골 아래쪽을 따라 올라가 팔의 외측 후방을 거쳐 견정으로 나오며, 견갑골을 돌아 어깨를 거쳐 결분으로 들어가 심에 낙하고, 인후를 따라 내려가 횡격막을 뚫고 위를 거쳐 소장에 속한다. (한 줄기는 결분에서 목으로 올라가 뺨을 거쳐 눈의 바깥 모서리를 돌아 귓속으로 들어간다. 뺨에서 갈라진 다른 줄기는 눈 아래 언저리를 따라 코를 거쳐 눈 안쪽 모서리로 이어진다.) 지정이란 낙맥이 손목 5촌 부위에서 시작하여 소음경으로 들어가고, 한 줄기가 갈라져 팔꿈치로 올라가 견우에 낙한다.

「經別」: 정경의 견관절 부위에서 갈라져 나와 겨드랑이로 들어간 다음 心으로 주행하여 소장에 연결된다.

「根結」: 맥기가 소택에서 시작하여 양곡으로 흘러가 소해에 주입되며 천창과 지정으로 들어간다.

「本輸」: 맥기가 소택에서 나와 전곡으로 흘러든 다음 후계로 흘러서 완골과 양곡을 지나 소해로 들어간다. 소해는 팔꿈치 안쪽 오목한 부위에 있다.

「衛氣」: 본은 손목 外踝의 뒤쪽에 있고 표는 명문(睛明)의 1촌 위에 있다.

(2) 원심성 순행경로

「經脈」: (새끼손가락 바깥 끝에서 시작하여 손목의 완골을 지나 척골 아래쪽을 따라 올라가 팔의 외측 후방을 거쳐 견정으로 나오며, 견갑골을 돌아 어깨를 거쳐 결분으로 들어가 심에 낙하고, 인후를 따라 내려가 횡격막을 뚫고 위를 거쳐 소장에 속한다.) 한 줄기는 결분에서 목으로 올라가 **뺨**을 거쳐 눈의 바깥 모서리를 돌아 귓속으로 들어간다. **뺨**에서 갈라진 다른 줄기는 눈 아래 언저리를 따라 코를 거쳐 눈 안쪽 모서리로 이어진다.

「經別」: (정경의 견관절 부위에서 갈라져 나와 겨드랑이로 들어간 다음 心으로 주행하여 소장에 연결된다.)

「本輪」: 소장경의 하합혈은 족양명 위경의 하거허이다.

(3) 수태양 소장경의 순행경로는

- 수부 말단에서 심경의 음분으로부터 기혈을 이어받아 자경의 정혈에서 양분으로 발현되며, 오수혈을 따라 올라가 어깨를 지나 결분을 통해 심으로 들어가는 구심성 순행을 한 다음, 한 줄기가 계속하여 소장에 속하고 하합혈로 이어지며,

- 심에서 다시 후롱으로, 결분을 통하여 두면부로 각각 원심성 순행을 하고 두면부에 산포되어 심경과 상교한다.

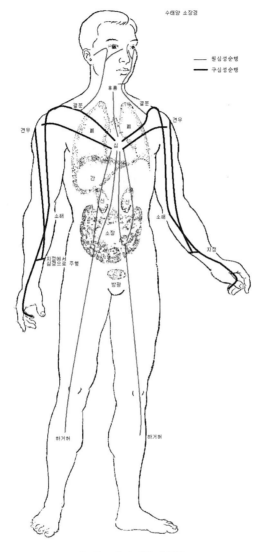

수태양 소장경

— 원심성순행
━ 구심성순행

〈그림 11〉 수태양 소장경

7) 족태양 방광경

(1) 구심성 순행경로

「經脈」: 눈 안쪽 모서리에서 시작하여 이마로 올라가 정수리에서 만난다. 한 줄기는 백회에서 귀 위쪽으로 가고 직행하는 줄기는 정수리에서 뇌로 들어간 다음 돌아서 목뒤로 나와 견갑골 안쪽에서 척추를 따라 내려와 허리에 이른 다음 등골로 들어가 신에 낙하고 방광에 속한다. (한 줄기는 허리에서 척추를 끼고 내려가 엉덩이를 꿰뚫고 오금으로 내려간다. 다른 한 줄기는 좌우 견갑골 안쪽 모서리에서 척추를 끼고 아래로 내려가 환도를 지나 넓적다리 바깥쪽을 거쳐 오금으로 들어가서 다른 줄기와 회합한 다음 장딴지를 관통하여 바깥쪽 복사뼈를 돌아 새끼발가락 끝에 이른다.) 飛揚이란 낙맥이 외측 복사뼈 7촌 부위에서 시작하여 소음으로 주행한다.

「經別」: 정경에서 갈라져 나온 경별이 오금으로 들어가고, 다른 한 갈래는 볼기 아래 승부로 들어가며, 여기서 한 갈래가 갈라져 항문으로 들어가 방광을 거쳐 신에 산포되고 등골을 따라 올라가 심부에 퍼진다. (직행하는 줄기가 등골에서 목으로 올라가 족태양경에 이어지는데 이를 一經이라 한다.)

「根結」: 맥기가 지음에서 시작하여 경골로 흘러가 곤륜에 주입되며 천주와 비양으로 들어간다. 지음에서 시작하여 命門(睛明)에서 끝난다.

「本輸」: 맥기가 지음에서 나와 통곡으로 흘러든 다음 속골로 흘러서 경골과 곤륜을 지나 위중으로 들어간다. 위중은 오금 중앙에 있다.

「衛氣」: 본은 발뒤꿈치 상방 5촌 부위에 있고 표는 양쪽 명문 (눈)에 있다.

『素問』 「水熱穴論」: 뒤꽁무니 상부에 다섯 줄이 있고 각 줄마다 5혈이 있는데 이것이 腎의 수혈이며[332]

『素問』 「骨空論」: (독맥은 소복부 아래 횡골 중앙에서 시작되어 음기를 따라 순행하여 회음부에 이르고 회음부의 뒤쪽을 돌고 둔부를 돌아 족소음경과 족태양경의 낙맥과 이어진다. 눈 안쪽 가장자리에서 족태양경과 함께 시작하여 이마로 올라가 머리 꼭대기에서 뇌에 낙한 다음) 다시 나와 목덜미와 어깨 안쪽을 거치고 척골을 끼고 내려가 허리에 이르러 腎에 낙한다.[333]

(2) 원심성 순행경로

「經脈」: (눈 안쪽 모서리에서 시작하여 이마로 올라가 정수리에서 만난다. 한 줄기는 백회에서 귀 위쪽으로 가고 직행하는 줄기는 정수리에서 뇌로 들어간 다음 돌아서 목뒤로 나와 견갑골 안쪽에서 척추를 따라 내려와 허리에 이른 다음 등골로 들어가 신에 낙하고 방광에 속한다.) 한 줄기는 허리에서 척추를 끼고 내려가 엉덩이를 꿰뚫고 오금으로 내려간다. 다른 한 줄기는 좌우 견갑골 안쪽 모서리에서 척추를 끼고 아래로 내려가 환도를 지나 넓적다리 바깥쪽을 거쳐 오금으로 들어가서 다른 줄기와 회합한 다음 장딴지를 관통하여 바깥쪽 복사뼈를 돌아 새끼발가락 끝에 이른다.

「經別」: (정경에서 갈라져 나온 경별이 오금으로 들어가고, 다른 한 갈래는

---

332) 배병철 역: 『素問』, 1999 p.527(尻上五行 行五者 此腎脈. 水熱穴論: 둔부 위에서 순행하는 독맥과 족태양경의 4줄을 의미함).

333) 배병철 역: 『素問』, 1999. p.517-518(督脈者-與太陽起於目內眥 上額交巓 上入 絡腦 還出別下項 循肩髆內 挾脊抵腰中 入循膂絡腎. 骨空論).

볼기 아래 승부로 들어가며, 여기서 한 갈래가 갈라져 항문으로 들어가 방광을 거쳐 신에 산포되고 등골을 따라 올라가 심부에 퍼진다.) 직행하는 줄기가 등골에서 목으로 올라가 족태양경에 이어지는데 이를 一經이라 한다.

『素問』「骨空論」: 독맥은 소복부 아래 횡골 중앙에서 시작되어 음기를 따라 순행하여 회음부에 이르고 회음부의 뒤쪽을 돌고 둔부를 돌아 족소음경과 족태양경의 낙맥과 이어진다. 눈 안쪽 가장자리에서 족태양경과 함께 시작하여 이마로 올라가 머리 꼭대기에서 뇌에 낙한 다음 (다시 나와 목덜미와 어깨 안쪽을 거치고 척골을 끼고 내려가 허리에 이르러 腎에 낙한다.)

(3) 족태양 방광경의 순행경로는

- 심경과 소장경이 두면부에서 상합하여 양분으로 분출되는 기혈을 눈에서 이어받아 정수리를 거쳐 목뒤로 나와 척추 주위를 타고 내려가 신과 방광으로 낙속하는 구심성 순행을 하고, 한 줄기는 등을 타고 직접 대퇴부를 거쳐 오금으로 순행하며

- 신과 방광으로 흘러 들어온 방광경의 음분이 신에서 대퇴부를 거쳐 오금으로 내려가서 직접 내려오는 줄기와 합하여 복사뼈를 돌아 족부 말단으로 원심성 순행을 한 다음

- 자경의 정혈에서 양분으로 분출하여 오수혈을 따라 승부를 거쳐 방광과 신을 거쳐 심중으로 구심성 순행을 하며

- 직행하는 줄기는 등골에서 목으로 올라가는 원심성 순행을 하고 자경에 이어져서 두면부에 산포된다.

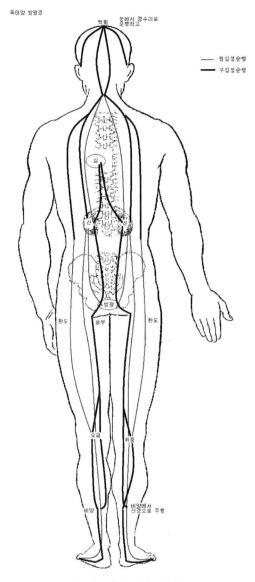

족태양 방광경

백회

눈에서 결수리로
순행하고

심

신

신

방광

환도

승부

환도

오금

위중

비양

비양에서
신경으로 주행

—— 원심성순행
—— 구심성순행

〈그림 12〉 족태양 방광경

8) 족소음 신경

(1) 원심성 순행경로

「經脈」: (새끼발가락의 아래에서 시작하여 족심을 거쳐 연골 아래로 나온다. 안쪽 복사뼈 뒤를 돌아 장딴지 속으로 올라가 오금 안쪽으로 나오고 넓적다리 안쪽 뒷면을 따라 올라가 척주를 꿰뚫고 신에 속하고 방광에 낙한다.) 직행하는 줄기는 신에서 간과 횡격막을 꿰뚫고 폐로 들어간 다음 후롱을 따라 혀뿌리로 이어진다. (폐에서 한줄기가 갈라져 나와 심에 낙하고 흉중으로 쏟아져(注胸中) 들어간다.)

「經別」: (오금에서 정경으로부터 갈라져 나온 경별이 족태양경과 합하여져 위로 올라가 신에 이르고 14추 부위에서 대맥에 이어진다.) 직행하는 줄기는 혀뿌리로 이어진 다음 목뒤로 나와 족태양경과 합해진다.

「脈度」: 신기는 귀로 통하는데 신이 조화로우면 귀가 오음을 변별할 수 있고

「順逆肥瘦」: (충맥은 오장육부의 기혈의 해로서 오장육부는 모두 충맥에서 유양받는다. 상행하는 맥은 頏顙(鼻道)을 거쳐 여러 양경으로 스며들어 정기를 적셔 준다.) 아래로 내려가는 맥은 족소음경의 대낙맥으로 들어가 氣街[기충]를 거쳐 대퇴부 안쪽을 순행하여 오금으로 들어가고 小腿部 안쪽으로 잠행하여 안쪽 복사뼈 뒤로 갈라져 들어간다. 더 내려가는 줄기는 족소음경과 함께 삼음[334]으로 스며들고 앞쪽으로 가는 줄기는 잠복하여 발등으로 나와서 엄지발가락 사이로 들어가 여러 낙맥에 스며들어 기육을 온양한다.

---

334) 배병철 역: 『靈樞』, 2001, p.323(배병철은 삼음경으로 들어간다고 해석).

「動輸」: 충맥은 십이경맥의 海로 족소음경의 대락과 함께 腎臟의 아래에서 시작하여 기충을 거쳐 대퇴부 내측을 따라 내려가 오금으로 들어간 다음 경골 안쪽을 따라 족소음경과 함께 하행하여 足 內踝 뒤쪽을 거쳐 발바닥으로 들어간다. 한 줄기는 내과에서 발등으로 나와 엄지발가락으로 들어가서 모든 낙맥으로 흘러 들어간다.

「憂恚無言」: 족소음경은 위로 올라가 설근으로 이어져 횡골(설골)에 낙하며 會厭(후두개)에서 끝나며, 회염에서 한 줄기가 임맥의 천돌로 이어진다.

『素問』「奇病論」: 족소음경은 신을 관통하여 혀뿌리에 이어진다.[335]

『素問』「水熱穴論」: 삼음경이 정강이에서 만나는 곳으로 복사뼈 위에 각각 한 줄이 있고, 각 줄마다 6혈이 있는데 이는 신맥이 하행하는 부위이다.[336]

『素問』「繆刺論」: 수소음 심경, 족소음 신경, 수태음 폐경, 족태음 비경 족양명 위경의 다섯 낙맥이 모두 귓속에서 모이고 상행하여 왼쪽 이마로 이어진다.[337]

(2) 구심성 순행경로

「經脈」: 새끼발가락의 아래에서 시작하여 족심을 거쳐 연골 아

---

335) 배병철 역: 『素問』, 1999, p.437(少陰之脈 貫腎繫舌本. 奇病論).

336) 배병철 역: 上揭書, p.528(三陰之所交結於脚也 踝上各一行 行六者 此腎脈之下行也. 水熱 穴論).

337) 배병철 역: 上揭書, p.558(邪客於手足少陰太陰足陽明之絡 此五絡皆會於耳中 上絡 左角. 繆刺論).

래로 나온다. 안쪽 복사뼈 뒤를 돌아 장딴지 속으로 올라가 오금 안쪽으로 나오고 넓적다리 안쪽 뒷면을 따라 올라가 척주를 꿰뚫고 신에 속하고 방광에 낙한다. (직행하는 줄기는 신에서 간과 횡격막을 꿰뚫고 폐로 들어간 다음 후롱을 따라 혀뿌리로 이어진다.) 폐에서 한 줄기가 갈라져 나와 심에 낙하고 흉중으로 쏟아져(注胸中) 들어간다. 대종이란 낙맥이 안쪽 복사뼈에서 시작하여 뒤꿈치를 돈 후 갈라져 족태양경으로 주행하고, 갈라진 낙맥은 다시 본경과 함께 심포락으로 들어간 후 腰脊部로 뚫고 내려간다.

「經別」: 오금에서 정경으로부터 갈라져 나온 경별이 족태양경과 합하여져 위로 올라가 신에 이르고 14추 부위에서 대맥에 이어진다.

「根結」: 용천에서 시작하여 염천에서 끝난다.

「本輸」: 맥기가 용천에서 나와 연곡으로 흘러든 다음 태계로 흘러서 복류를 지나 음곡으로 들어간다. 음곡은 무릎 안쪽에 있으며 맥동이 느껴진다.

「本輸」: 신의 경맥은 상부의 폐맥으로 이어진다(腎上連肺).

「衛氣」: 본은 내과 상방 2촌 부위에 있고 표는 등의 신수와 혀 아래 양맥이 교회하는 곳이다.

『素問』「病能論」: 족소음경은 신을 관통하여 폐로 이어진다.[338]

『素問』「骨空論」: 충맥은 기가에서 시작하여 족소음경과 함께 배꼽을 끼고 올라가 흉중에 이르러 퍼진다.[339]

『素問』「骨空論」: 독맥은 소복부 아래 횡골 중앙에서 시작되어 음기를 따라 순행하여 회음부에 이르고 회음부의 뒤쪽을 돌고 둔

---

338) 배병철 역: 上揭書, p.432(少陰脈貫腎絡肺. 病能論).
339) 배병철 역: 上揭書, p.516(衝脈者－并少陰之經 俠齊上行 至胸中而散. 骨空論).

부를 돌아 족소음경과 족태양경의 낙맥과 이어진다. 족소음경과 합해진 낙맥은 대퇴부 안쪽 면을 타고 올라가 척골을 뚫고 腎에 속한다.

『素問』「水熱穴論」: 뒤꽁무니 상부에 다섯 줄이 있고 각 줄마다 5혈이 있는데 이것이 腎의 수혈이며, 伏菟의 상부에 각각 두 줄이 있고 각 줄마다 5혈이 있는데 이는 신기가 운행하는 통로이다.[340]

(3) 족소음 신경의 순행경로는

- 족부 말단에서 방광경의 음분으로부터 기혈을 이어받아 자경의 정혈에서 양분으로 발현되며, 오수혈을 따라 위로 올라가 서혜부를 거쳐 신, 방광에 속락하고 폐, 심포와 심중으로 이어지는 구심성 순행을 하고

- 한 줄기는 신에서 직접 설근으로 원심성 순행하여 두면부로 산포되고

- 폐를 순행한 한 줄기가 인후를 거쳐 두면부로 원심성 순행을 하여 산포되어 귀에서 방광경등 종맥과 상교한다.

---

340) 배병철 역: 上揭書, pp.527-528(尻上五行 行五者 此腎腧-伏菟上各二行 行五者 此腎之街也. 水熱穴論).

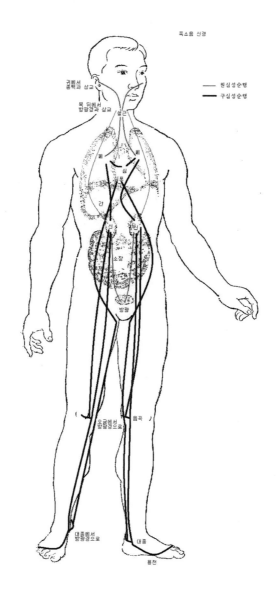

족소음 신경

　　　　원심성순행
　　　　구심성순행

귀뒷서
종뇌핵과 상교

목 뒤에서
방광경과 상교

설근

폐　폐

심

포

간

신

소장

방광

오금에서
방광경으로

음곡

대종에서
방광경으로

대종

용천

〈그림 13〉 족소음 신경

9) 수궐음 심포경

(1) 원심성 순행경로

「經脈」: (흉중에서 시작하여 심포락에 속하고 아래로 내려가 횡격막을 꿰뚫고 삼초에 차례로 낙한다.) 한 줄기는 흉부를 따라 겨드랑이 아래 옆구리로 나와 겨드랑이를 거쳐 팔 안쪽을 따라 내려가 아래팔의 두 근육 사이를 거쳐 손바닥 가운데로 들어간 다음 가운데 손가락 끝으로 나온다.

「經別」: (정경의 연액 아래 3촌에서 갈라져 나와 가슴으로 들어가며, 한 줄기가 삼초로 이어지며) 목구멍을 따라 올라가 귀 뒤로 나와 수소양경의 완골에서 합한다.

(2) 구심성 순행경로

「經脈」: 내관이란 낙맥이 손목 2촌 부위의 두 근육 중간에서 나와 한 갈래가 소양경으로 주행하고, 본경을 따라 올라가 심포락에 이어지고 심계에 낙한다.

「經別」: 정경의 연액 아래 3촌에서 갈라져 나와 가슴으로 들어가며, 한 줄기가 삼초로 이어지며(목구멍을 따라 올라가 귀 뒤로 나와 수소양경의 완골에서 합한다.)

「本輸」: 맥기가 중충에서 나와 노궁으로 흘러든 다음 대릉으로 흘러서 간사를 지나 곡택으로 들어간다. 곡택은 팔꿈치 안쪽 오목한 부위에 있다.

「邪客」: 중지 끝에서 나와 안쪽으로 구부러져 상행하여 손바닥 중앙에 머무르다가 兩骨 사이로 잠행하여 兩筋 사이의 대릉 부위로 나오는데 그 흐름이 매끄럽다. 3촌을 상행하여 兩筋 사이를 나와 팔꿈치 안쪽에 도달하여 兩骨이 회합하는 곡택에 머문 후 상행하여 흉중으로 들어가서 심맥에 낙한다.

「衛氣」: 본은 손목 상방 2촌 부위에 있고 표는 腋下 3촌 부위이다.

(3) 수궐음 심포경의 순행경로는

- 심포로 흘러 들어오는 심포경의 음분이 겨드랑이를 거쳐 수부 말단으로 원심성 순행을 하고 한 줄기는 복부의 중초와 하초로 연락된다.

- 자경의 정혈에서 양분으로 분출하여 오수혈로 올라가고, 내관에서 양분이 분출하여 상행하여 심포로 들어가 심계로 이어지는 구심성 순행을 하며

- 심포에서 목구멍을 거쳐 두면부로 산포되는 원심성 순행을 하여 귀 뒤에서 삼초경과 상교한다.

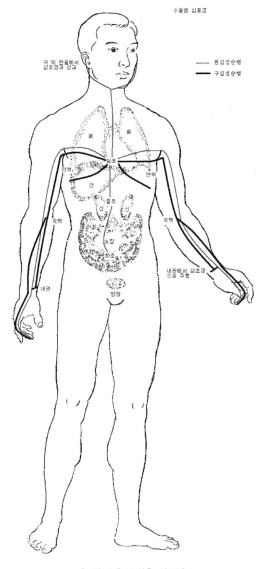

수궐음 심포경

귀 뒤 완골에서
삼초경과 상교

원심성순행
구심성순행

폐   폐
심포
연액   연액
간
곡택   중초   곡택
신   신
소장
하초
내관에서 삼초경
으로 주행
내관
방광

〈그림 14〉 수궐음 심포경

10) 수소양 삼초경

(1) 구심성 순행경로

「經脈」: 무명지 끝에서 시작하여 손등을 타고 완골 부위로 올라가 아래팔 바깥쪽 두 뼈 사이로 나와 팔꿈치를 꿰뚫고 위팔 바깥쪽을 통해 어깨로 올라가서 족소양경과 만난 후 결분으로 들어가 흉중에 퍼지고(布胸中) 심포에 산포되어 낙하며(散絡心包) 횡격막을 뚫고 내려가 삼초에 속한다. (한 줄기는 전중에서 위로 올라가 결분으로 나와 목덜미를 거쳐 귀 뒤를 끼고 곧바로 올라가 耳上角으로 나오며, 뺨을 돌아 광대뼈에 이른다. 귀 뒤에서 한 줄기가 갈라져 나와 귓속을 통해 귀 앞으로 나와 뺨에서 앞 줄기와 만나 外眼角에 이른다.) 외관이란 낙맥이 손목 2촌 부위에서 나와 팔의 바깥쪽을 돌며 흉중으로 들어가 심포와 만난다.

「經別」: 머리 정수리에서 갈라져 나와 결분으로 들어가서 삼초로 내려가고 흉중에 산포된다(手少陽之正 指天 別于巓 入缺盆 下走三焦 散于胸中也).

「根結」: 맥기가 관충에서 시작하여 양지로 흘러가 지구에 주입되며 천유와 외관으로 들어간다.

「本輸」: 맥기가 관충에서 나와 액문으로 흘러든 다음 중저로 흘러서 양지와 지구를 지나 천정으로 들어간다. 천정은 팔꿈치 외측 뼈 상방 오목한 부위에 있다.

「衛氣」: 본은 새끼손가락과 약지 사이 2촌 상방이고 표는 귀 後上角과 外眼角에 있다.

(2) 원심성 순행경로

「經脈」: (무명지 끝에서 시작하여 손등을 타고 완골 부위로 올라가 아래팔 바깥쪽 두 뼈 사이로 나와 팔꿈치를 꿰뚫고 위팔 바깥쪽을 통해 어깨로 올라가서 족소양경과 만난 후 결분으로 들어가 흉중에 퍼지고(布胸中) 심포에 산포되어 낙하며(散絡心包) 횡격막을 뚫고 내려가 삼초에 속한다.) 한 줄기는 전중에서 위로 올라가 결분으로 나와 목덜미를 거쳐 귀 뒤를 끼고 곧바로 올라가 耳上角으로 나오며, 뺨을 돌아 광대뼈에 이른다. 귀 뒤에서 한 줄기가 갈라져 나와 귓속을 통해 귀 앞으로 나와 뺨에서 앞줄기와 만나 外眼角에 이른다.

「經別」: (머리 정수리에서 갈라져 나와 결분으로 들어가서 삼초로 내려가고 흉중에 산포된다.)

「本輸」: 삼초경의 하합혈은 족태양 방광경의 위양혈이다. 삼초는 방광에 속한다.

(3) 수소양 삼초경의 순행경로는

- 수부 말단에서 심포경의 음분으로부터 기혈을 이어받아 자경의 정혈에서 양분으로 발현되며, 오수혈을 따라 올라가 어깨를 지나 결분을 통해 폐로 들어가 심포에 연락하고 삼초에 속하는 구심성 순행을 한 다음 하합혈로 이어지며

- 심포에 연락된 한 줄기가 결분을 거쳐 귀와 눈으로 순행하여 두면부에 산포되고 귀 뒤에서 심포경과 상교하는 원심성 순행을 한다.

- 삼초경의 정경이 정수리에서 나와 결분을 거쳐 삼초에 속하는 구심성 순행을 한다.

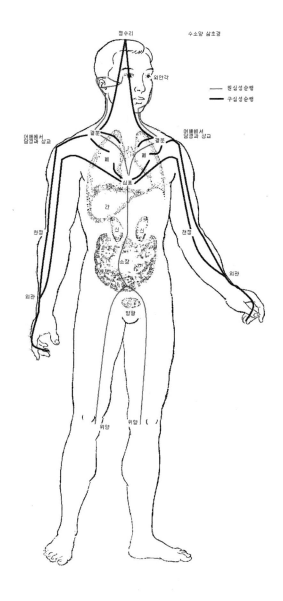

<그림 15> 수소양 삼초경

11) 족소양 담경

(1) 구심성 순행경로

「經脈」: 눈 바깥쪽 모서리에서 시작하여 머리로 올라갔다가 귀 뒤로 내려와 목을 따라 수소양경의 앞을 순행하여 어깻죽지에 이르러 수소양경과 교차한 후 결분으로 들어간다. 한 줄기는 귀 뒤를 따라 귓속을 들어갔다가 귀 앞으로 나와 외안각 뒤쪽에 이른다. 다른 한 줄기는 외안각에서 갈라져 나와 대영으로 내려가 수소양경과 만나고 아래 눈두덩 부위를 거쳐 협거로 다시 내려가 목을 지나 결분에서 합한다. 결분에서 흉중으로 내려가 횡격막을 뚫고 간에 낙하고 담에 속하며 (옆구리 안쪽을 따라서 氣街로 나와 모제 부위를 돌아 넓적다리로 고관절 부위로 들어간다. 직행하는 줄기는 결분에서 겨드랑이로 내려가 흉부를 거쳐 季脇을 지나 고관절에서 앞의 줄기와 합한다. 넓적다리 바깥쪽을 따라 내려와 무릎 바깥쪽을 거쳐 비골 앞을 따라 절골 부위로 바로 내려가 바깥 복사뼈 앞을 지나 발등을 통해 새끼발가락과 넷째 발가락 사이로 나온다. 한 줄기가 발등에서 갈라져 엄지발가락 끝으로 나온 다음 발톱 뒤 三毛 부위로 나온다.)

「經別」: 정경에서 나와 髀骨을 돌아 음모 부위로 들어가 족궐음 간경과 합하여지고, 여기서 갈라진 한 줄기는 갈비뼈 사이를 지나 가슴 속으로 들어가 담에 이어지고 간으로 퍼진다. 다시 위로 올라가 心을 꿰뚫고 (인후를 거쳐 턱으로 나와 얼굴에 퍼졌다가 눈으로 이어지고 눈 바깥 모서리에서 정경과 다시 만난다.)

「根結」: 맥기가 규음에서 시작하여 구허로 흘러가 양보에 주입되며 천충과 광명으로 들어간다. 규음에서 시작하여 窓籠(청궁)에서 끝난다.

「本輸」: 맥기가 규음에서 나와 협계로 흘러든 다음 임읍으로 흘러서 구허와 양보를 지나 양릉천으로 들어간다. 양릉천은 무릎 바깥쪽의 오목한 부위에 있다.

「衛氣」: 본은 규음 사이에 있고 표는 窓籠(귀) 앞에 있다.

(2) 원심성 순행경로

「經脈」: (눈 바깥쪽 모서리에서 시작하여 머리로 올라갔다가 귀 뒤로 내려와 목을 따라 수소양경의 앞을 순행하여 어깻죽지에 이르러 수소양경과 교차한 후 결분으로 들어간다. 한 줄기는 귀 뒤를 따라 귓속을 들어갔다가 귀 앞으로 나와 외안각 뒤쪽에 이른다. 다른 한 줄기는 외안각에서 갈라져 나와 대영으로 내려가 수소양경과 만나고 아래 눈두덩 부위를 거쳐 협거로 다시 내려가 목을 지나 결분에서 합한다. 결분에서 흉중으로 내려가 횡격막을 뚫고 간에 낙하고 담에 속하며) 옆구리 안쪽을 따라서 氣街로 나와 모제 부위를 돌아 넓적다리로 고관절 부위로 들어간다. 직행하는 줄기는 결분에서 겨드랑이로 내려가 흉부를 거쳐 季脇을 지나 고관절에서 앞의 줄기와 합한다. 넓적다리 바깥쪽을 따라 내려와 무릎 바깥쪽을 거쳐 비골 앞을 따라 절골 부위로 바로 내려가 바깥 복사뼈 앞을 지나 발등을 통해 새끼발가락과 넷째 발가락 사이로 나온다. 한 줄기가 발등에서 갈라져 엄지발가락 끝으로 나온 다음 발톱 뒤 三毛 부위로 나온다. 광명이란 낙맥이 외측 복사뼈 5촌 부위에서 나와 궐음으로 주행하고 본경과 함께 내려가 발등에 낙한다.

「經別」: (정경에서 나와 髀骨을 돌아 음모 부위로 들어가 족궐음 간경과 합하여지고, 여기서 갈라진 한 줄기는 갈비뼈 사이를 지나 가슴 속으로 들어가 담에 이어지고 간으로 퍼진다. 다시 위로 올라가 心을 꿰뚫고) 인후를 거쳐 턱으로 나와 얼굴에 퍼졌다가 눈으로 이어지고 눈 바깥 모서리에서 정경과 다시 만난다.

(3) 족소양 담경의 순행경로는

− 심포경과 삼초경이 두면부에서 상합하여 양분으로 분출되는 기혈을 눈에서 이어받아 측두를 거쳐 목을 타고 내려와 어깨와 결분을 거쳐 흉곽으로 들어가 산포되고, 간과 담에 낙속하는 구심성 순행을 하며, 한 줄기는 결분에서 직접 고관절로 내려간다.

− 간과 담으로 흘러 들어온 담경의 음분이 담에서 서혜부를 거쳐 고관절로 내려가 하행하는 다른 줄기와 합쳐 족부 말단으로 이어지는 원심성 순행을 한 다음

− 자경의 정혈에서 양분으로 분출하여 오수혈을 따라 서혜부로 올라가 간경과 상교하고 간과 담으로 낙속하는 구심성 순행을 하며

− 계속하여 담에서 상행하는 한 줄기가 심계와 목을 지나 눈으로 이어져 두면부에 산포되는 원심성 순행을 하고 눈에서 간경과 상교한다.

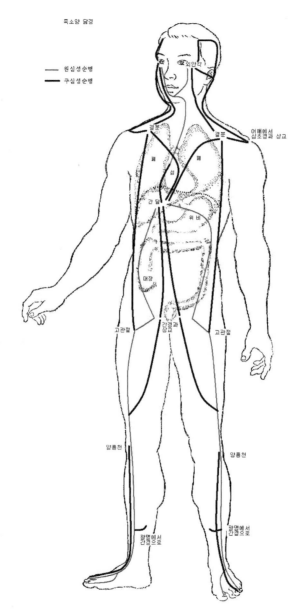

족소양 담경

—— 원심성순행
—— 구심성순행

외안각

결분   결분   어깨에서
                     삼초경과 상교

폐   폐
  십
간 담
         위 비

대장

고관절   간결과   고관절
         상교

양롱천   양롱천

광명에서   광명에서
간경으로   간경으로

〈그림 16〉 족소양 담경

12) 족궐음 간경

(1) 원심성 순행경로

「經脈」: (엄지발가락의 모제에서 시작하여 안쪽 복사뼈 1寸 부위를 거쳐 지나가 내과 위 8寸 부위에서 족태음경과 교차하여 뒤로 넘어가 오금의 안쪽으로 올라가며 대퇴부의 안쪽을 따라 음모 부위로 들어가 생식기를 돌아 아랫배로 들어가며 위를 끼고 돌아 간으로 속하고 담에 낙한 다음 횡격막을 뚫고 올라가 협륵부에 산포(布脇肋)된다.) 다시 喉嚨의 뒤를 따라 頏顙341)으로 올라가 눈으로 이어지며, 이마로 나온 다음 정수리에서 독맥과 만난다. 한 갈래는 눈에서 뺨 속으로 내려가 입술 안쪽을 돈다. (간에서 나온 한 갈래는 횡격막을 뚫고 올라가 폐로 들어간다.)

「經別」: (정경의 발등에서 갈라져 나와 음모 부위에서 족소양경과 합하여 함께 운행하며, 갈비뼈 사이를 지나 가슴 속으로 들어가 담에 이어지고 간으로 퍼지고) 다시 위로 올라가 心을 꿰뚫고 인후를 거쳐 턱으로 나와 얼굴에 퍼졌다가 눈으로 이어지고 눈 바깥 모서리에서 족소양 담경과 다시 만난다.

「脈度」: 간기는 눈으로 통하는데 간이 조화로우면 눈으로 오색을 변별할 수 있다.

(2) 구심성 순행경로

「經脈」: 엄지발가락의 모제에서 시작하여 안쪽 복사뼈 1寸 부위를 거쳐지나가 내과 위 8寸 부위에서 족태음경과 교차하여 뒤로

---

341) 배병철 역: 『靈樞』, 2001, p.146(후롱 위쪽의 孔竅를 말함).

넘어가 오금의 안쪽으로 올라가며 대퇴부의 안쪽을 따라 음모 부위로 들어가 생식기를 돌아 아랫배로 들어가며 위를 끼고 돌아 간으로 속하고 담에 낙한 다음 횡격막을 뚫고 올라가 협륵부에 산포(布脇肋)된다. (다시 喉嚨의 뒤를 따라 頏顙으로 올라가 눈으로 이어지며, 이마로 나온 다음 정수리에서 독맥과 만난다. 한 갈래는 눈에서 뺨 속으로 내려가 입술 안쪽을 돈다.) 간에서 나온 한 갈래는 횡격막을 뚫고 올라가 폐로 들어간다. 여구라는 낙맥이 안쪽 복사뼈 5촌 부위에서 시작하여 갈라져서 족소양경으로 주행하고 갈라진 낙맥은 본경을 따라 고환으로 올라가 음기에 결집한다.

「經別」: 정경의 발등에서 갈라져 나와 음모 부위에서 족소양경과 합하여 함께 운행하며, 여기서 갈라진 한 줄기는 갈비뼈 사이를 지나 가슴 속으로 들어가 담에 이어지고 간으로 퍼진다. (다시 위로 올라가 心을 꿰뚫고 인후를 거쳐 턱으로 나와 얼굴에 퍼졌다가 눈으로 이어지고 눈 바깥 모서리에서 족소양 담경과 다시 만난다.)

「根結」: 대돈에서 시작하여 옥영(옥당)에서 끝나며, 전중으로 이어진다.

「本輸」: 맥기가 대돈에서 나와 행간으로 흘러든 다음 태충으로 흘러서 중봉을 지나 곡천으로 들어간다. 곡천은 무릎 안쪽 보골의 아래 부위에 있다.

「衛氣」: 본은 행간 상방 5촌 부위이고 표는 등의 肝腧이다.

(3) 족궐음 간경의 순행경로는

- 족부 말단에서 담경의 음분으로부터 기혈을 이어받아 자경의

정혈에서 양분으로 발현되며, 오수혈을 따라 위로 올라가 서혜부를 거쳐 간, 담에 속락하고 심, 폐로 이어지는 구심성 순행을 하고

　－간에서 심, 폐로 이어진 줄기는 목을 거쳐 두면부로 올라가 산포되는 원심성 순행을 하고 눈에서 담경과 상교하고, 정수리에서 는 독맥과 상교한다.

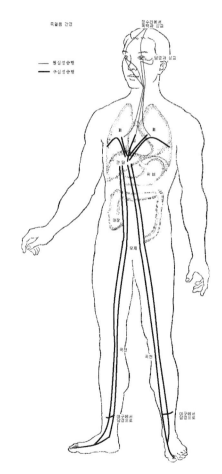

〈그림 17〉 족궐음 간경

4. 경혈 배열방법

1) 경혈의 정의

經穴이란 십이경맥과 독맥, 임맥상에 존재하는 침구치료점이 되는 腧穴을 말하고, 수혈은 경혈을 포함하여 침구치료점이 되는 경외기혈, 아시혈, 신혈 등을 지칭한다.[342] 경혈은 경맥상에 존재하는 주요 자침 부위로서 확정된 365개의 수혈이며, 기혈의 경맥순환을 조절할 수 있는 지점으로서 경혈을 통해 해당 장부의 생리기능에 영향을 주기도 하고, 반대로 장부의 생리기능에 영향을 받아 병리현상을 일으키는 부위이기도 하며, 경맥의 분지인 낙맥들이 갈라져 나가 손맥으로 퍼져 나가는 부위이기도 하다. 아울러 손맥을 통해 산포되었던 기혈들이 다시금 수렴되어 손맥에서 낙맥을 거쳐 경맥으로 흘러들게 하는 연결 부위이기도 한데, 이때 인체로 침입한 외사가 경맥으로 침투하는 경로가 되기도 한다.

침구치료는 경맥(경맥과 낙맥을 총칭)에 자침하여 경맥을 逆順出入하는 기혈의 운행을 조절하는 개념에 기초하고 있으며,[343] 자침해야 할 수혈을 선택함에 있어서는 循經取穴의 원칙을 따르는 것이 기본이다. 즉, 인체의 모든 수혈은 경맥이나 낙맥상에 위치하고 있으며, 특히 경혈은 십이정경과 임, 독맥의 주행경로상에 있는 주요한 침구치료점이 되는 부위이다.

---

342) 임종국: 『침구 치료학』, 2001, pp.161 – 162.
343) 배병철 역: 『靈樞』, 2001, p.11 – 12(欲以微針通其經脈 調其血氣營其逆順出入之會, 九針十二原).

2) 경혈 배열의 정설

경험상으로는 경혈들이 먼저 발견된 뒤에 연관된 경혈들 간에 일정한 체계에 따라 경맥이 형성되었을 것으로 생각할 수도 있지만, 1973년 長沙의 馬王堆 漢墓(B.C. 177 – 168)에서 출토되어 가장 오래된 것으로 알려진 「足臂十一脈灸經」과 「陰陽十一脈灸經」에는 경맥을 의미할 수 있는 맥의 순행 부위는 있으나 경혈을 의미할 수 있는 구체적인 혈명이 없고, 경맥이나 낙맥이란 표현이나 구분도 없이 단순히 맥의 순행 부위만을 설명하고 있다. 또한, 일정한 주치증을 가지는 구체적인 穴이 경맥의 특정한 위치에 있는 것도 아니었고, 단순히 치료해야 할 아픈 부위를 바로 맥이라고도 하였다.344) 비록, 경맥이 경혈을 일정한 체계에 따라 연결한 선으로서 발견된 것은 아니지만, 후대에 발견된 경혈들의 배열방법은 기혈의 경맥순행 방향에 대해 많은 것을 암시해 줄 수가 있을 것이다. 「족비십일맥구경」은 십일맥의 순행이 모두 구심성으로 되어 있고, 「음양십일맥구경」에서는 肩脈이 귀에서 일어나 손으로 흐르고 太陰脈이 胃에서 일어나 발로 흐르는 등 원심성 순행을 보이지만345) 경혈이 없으므로 경혈 배열에 대한 것은 없다.

현재까지 존재하는 침구의서에 보이는 혈자리의 배열방법은 두 가지로 분류된다.

첫째는 사지 말단의 경혈에서부터 구심성으로 혈자리를 배열하는 방법으로 皇甫謐(A.D. 215 – 282)의 『갑을경』과 孫思邈(A.D. 581

---

344) 박현국 외 역: 『중국과학기술사(의학편)』, 2003, p.79.
345) 이재동, 김남일: 『중국 침뜸 의학의 역사』, 1997, p.45.

－682)의 『천금방』등이 이 방법을 택했고, 둘째는 혈자리의 배열 순서와 경맥의 순행 유주하는 방향을 일치시켜 기록하는 방법이다. 楊上善(A.D. 585－670)이 바로 이 두 번째 방법을 채택하였는데 이 방법은 후대에 널리 이용되었다. 송나라 때 王惟一의 『銅人經』, 원나라 때 滑壽의 『十四經發揮』, 현재 사용되고 있는 <중국침구학> 등은 바로 이 방법을 사용하고 있다.346) 양상선이 선택하여 지금까지 정설로 내려오고 있는 두 번째 방법은 『靈樞』 「經脈」에 자세히 나와 있는 대로 경맥의 흐름에 따라 차례대로 나열하는 방법이다.

『靈樞』 「經脈」에 확실하게 나와 있는 간편한 나열 방법을 마다하고 왜 황보밀은 구심성으로 경혈을 배열하였을까 하는 질문은 던져 볼 만하고, 황보밀보다 4세기 뒤에 같은 시기의 손사막과는 달리 왜 양상선은 두 번째 방법을 취하였을까 하는 질문은 매우 중요하다. 경혈 나열방법을 서로 달리하고 있는 손사막과 양상선은 6－7세기 동시대 인물이지만 손사막은 國子博士에 임명하고자 했던 隋 문제와 唐 태종 등의 요청을 모두 거절하고 민간에 거주하면서 약물을 채집하고 의학을 연구하며 사람들의 질병을 치료하고 『千金要方』과 『千金翼方』 등을 저술하였고, 양상선은 수, 당에 걸쳐 太醫侍御, 太子司議郎 등을 역임하는 등 관직에 나아가 『黃帝內經太素』와 『黃帝內經明堂類成』을 저술하였다.347)

즉, 경혈의 혈자리 배열이 7세기 전까지는 황보밀의 『甲乙經』을 대표로 하여 모두 구심성으로 나열되어 있었으나, 양상선이 『靈樞』

---

346) 이재동, 김남일: 上揭書 p.198.
347) 이재동, 김남일: 上揭書 p.186, pp.196－197.

「經脈」의 기혈순행 방향과 일치시켜 배열함으로써 후대에 널리 이용되고 오늘날의 정설이 되었다.

3) 오수혈의 배열과 기능

  그러나 五臟穴의 배열방법은 『황제내경』에서 보는 바와 같이 한의학 정설에서도 십이경맥이 모두 구심성으로 되어 있어서, 일부 경맥상에서는 오수혈 간의 기혈의 흐름이 경맥의 정설적 순행 방향과는 다르게 나타나고 있다는 점도 기혈의 경맥순행 방향과 전혀 무관한 것은 아닐 것으로 보인다.

  『靈樞』 「邪氣臟腑病形」에는 육부의 기는 정혈에서 나와 합혈로 들어가는데, 이들 양경맥들은 별락을 따라 내부로 들어가서 육부에 이어지므로 滎, 輸穴은 체표 부위를 순행하는 경맥의 병을 치료하는 데 쓰이고 合穴은 체내의 육부에서 발생한 병을 치료하는 데 적용한다[348]고 설명하고 있는데, 수삼양경의 기혈순행 방향은 정설상으로도 정혈에서 합혈 쪽으로 흐르는 것으로 되어 있어 별문제가 없으나, 족삼양경의 기혈은 정설상으로는 하강하도록 되어 있으므로 합혈에서 정혈로 흐르고 있다는 정설상의 기혈순행이론과는 배치되는 내용이다. 음경맥에 있어서도 마찬가지로 수삼음경의 오수혈의 흐름은 정설상의 기혈순행이론과는 반대로 이루어

---

348) 배병철 역: 『靈樞』, 2001, pp.69-70(余聞-六腑之氣-所入爲合-此陽脈之別入于內 屬于腑者也-滎輸治外經 合治内腑. 邪氣臟腑病形: 張介賓은 주에서 영혈과 수혈은 맥기가 떠올라 얕은 부위에 있으므로 외경의 병을 치료하는 데 적용하고 합혈의 맥기는 깊은 곳에 있으므로 체내의 육부에서 발생한 병을 치료하는 데 적용하다고 하였음).

지고 있다.

『靈樞』「動輸」에 사지 말단은 음양이 만나는 곳이자 기가 순행하는 큰 통로라고 하였다.[349] 이것은 사지 말단의 정혈에서 선행하는 경맥의 정혈과 후속하는 경맥의 정혈이 만나는 것을 의미하는 것이 아니라 사지의 넓은 부위에서 음양이 서로 만나고 있음을 설명하는 것이다. 『내경』에서는 사지를 本이라 하고 軀幹을 標라 하여 肘, 膝 이하의 오수혈을 本輸라 지칭하고, 오수혈을 포함한 주, 슬 이하의 주요 경혈들이 원격 부위의 標部(두, 흉, 복, 배) 질환을 치료함에 있어 중요한 역할을 하고 있음을 설명하고 있는데,[350] 십이경맥 모두가 사지에서 구간으로 생·병리 조절상의 작용을 하고 있다는 것이다.

오수혈은 일반적으로 인체 생·병리 조절상에 중추적 역할을 하고 있어, 자침의 중요한 혈점이 되고 있고, 오수혈만을 활용하는 오행침법은 효과가 매우 우수한 것으로 알려져 있다. 그렇다면 오수혈을 흐르는 기혈의 음양성분은 어떻게 구성되어 있을까?

『素問』「陽明脈解」에 인체의 사지가 모든 양기의 근본이라 하였는바, 本輸에서 설명하는 사지 말단의 모든 오수혈에서 양기가 분출하여 구심성으로 순행하면서 기혈을 산포하는 것으로 해석된다. 이것은 음양경맥의 구분이 없이 모든 십이경맥이 똑같다는 것이다. 『素問』「厥論」에는 사기가 안에 있어 양기가 쇠약해지면 그 경락으로 스며들어 영양을 할 수가 없다[351]고 하고 있는바, 모든 오수혈에서 작용하는 기혈의 음양성분은 양기라고 말할 수가 있다.

---

349) 배병철 역: 上揭書, p.457(夫四末陰陽之會者 此氣之大絡也. 動輸).

350) 임종국: 『침구 치료학』, 2001, pp.174 - 175.

351) 배병철 역: 『素問』, 1999, pp.424 - 425(氣因於中 陽氣衰 不能滲營其經絡. 厥論).

정설에 따른 기혈의 순행경로 이론에 따르면 구심성으로 순행하는 수삼양경과 족삼음경의 치료효과를 설명하기는 쉬워도 원심성 순행하는 수삼음경과 족삼양경의 오수혈이 標部의 軀幹에 치료효과를 미치는 기전을 설명하는 것은 현재의 경락이론상으로는 매우 복잡한 양상을 띠게 될 것이다. 현재 이것을 설명하는 구체적 논리도 없을 뿐만 아니라 설령 설명을 시도한다 하더라도 두 경우의 설명논리가 서로 달라질 수밖에는 없다는 것이다.

황보밀의 경혈 배열방식이 기혈의 순행 방향을 동시에 의미하고 있다는 자료는 없으나, 그의 배열방식에서 최소한 기혈이 생·병리반응을 일으키는 방향을 가리키고 있음을 추측하게는 할 수 있다. 만약 황보밀의 경혈 배열방식대로 기혈의 생·병리작용이 구심성으로 일어난다면 십이경맥의 기혈순환은 개별 경맥 내부에서도 일어나거나 또는 동시에 최소한 표리경맥 상호간에서 순환하여 원심성과 구심성 순행을 하는 것이 음양오행 논리에도 합당하고 기혈의 생리현상을 효율적으로 조절할 수 있는 방식이 될 수 있다.

4) 경외기혈, 阿是穴, 신혈

경외기혈, 아시혈, 신혈 등은 침구 치료점으로 효과가 있는 부위들로서 임상적으로 중요한 의미를 가지고 있으나, 경맥의 순행경로와 직접적으로 연관하여 설명되고 있지는 않다. 그럼에도 이러한 수많은 수혈들의 침구 치료 효과가 정경의 365경혈들의 침구치료와 유사한 효과를 보이는 부위의 분포도를 작성해 봄으로써, 경맥이 과연 보이지 않는 하나의 선과 같은 형태를 취하는 것인지 아니면 일정한 넓이와 깊이를 가지는 것인지에 대한 구조적 형태를 판단해 보는 데 도움을 줄 수는 있을 것이다.

경락의 순행노선은 변증시치를 함에 있어서 일정한 이론적 근거를 제공하고 있는데, 병변 부위와 소속 경락과의 관계를 분석하는 分部論經과 경락의 생리, 병리적 특징에 근거하여 임상 병후를 분석하고 치료하는 分經辨證 내지 循經取穴, 分經用藥이란 개념들은 경락의 분포와 순행 방향과 밀접한 관계를 가지고 있다.352) 즉, 혈자리의 분포는 침자극과 같은 외부의 자극을 수용하고 전달하여 생·병리 반응을 일으키게 하는 경로로서의 경맥의 분포 범위와 관계가 있는 것이다.

황보밀(A.D. 214－282)의 『鍼灸甲乙經』은 총 349개의 혈자리 명칭을 확정하였는데, 이것은 『內經』에 비해 189개의 혈자리가 늘어난 것으로353) 오늘날의 경혈의 근간을 이루고 있다. 경혈이 아닌 경외기혈의 발견으로는 손사막(A.D. 581－682)의 『천금요방』과 『천금익방』을 들 수 있는데, 손사막은 자신이 만든 『明堂三人圖』에는 『갑을경』과 동일한 혈자리의 숫자와 명칭을 적용하였으나, 추가로 그가 발견하여 명칭을 붙인 경외기혈의 숫자는 120여 개이며 이름을 붙이지 않은 것도 70여 곳이나 된다. 『靈樞』「經筋」에 아픈 곳을 혈자리로 한다(以痛爲輸)는 의미를 구체화하여 아시혈이란 개념을 확정하여 압통점이나 혹은 기타 병리 반응이 나타나는

---

352) 김완희: 『한의학 원론』, 2003 pp.137－138.
353) 이재동, 김남일: 前揭書 p.155.

점으로 정의한 것도 손사막이다. 아시혈들은 고정된 이름도 없고 고정된 자리도 없으며 그 숫자는 무제한적이다.[354]

경외기혈이나 아시혈들은 경락학설로 설명할 수 있는 범위를 벗어난 것들이며, 특히 최근 들어 특정한 증상에 특별한 효과를 보이고 있는 것으로 무수히 발견되고 있는 신혈들 역시 경락학설을 바탕으로 설명되고 있는 것은 아니기 때문에 본 연구에서는 논외로 하기로 한다.

---

354) 이재동, 김남일: 前揭書 pp.187 - 188.

Ⅶ. 경맥의 상호 연결 형태

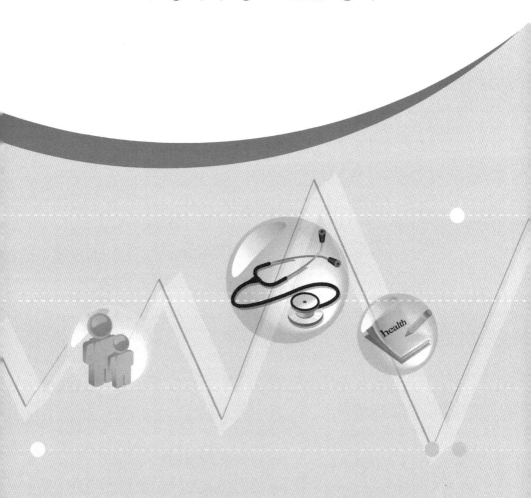

1. 모든 낙맥(손락)은 표리 음양경맥의 연결선

기혈순환의 경맥 간 연결 경로는 사지 말단에 있는 낙혈에서 분출하는 낙맥의 연결에 의해서만 형성되는 것이 아니라, 전신에 퍼져 있는 수많은 크고 작은 낙맥을 통해 이루어진다. 사지 말단에 있는 낙혈들은 표리관계에 있는 음경맥과 양경맥을 고리처럼 연결시켜 기혈이 경맥을 순환하는 데 있어 다른 낙맥들보다 좀 더 중요한 역할을 하고 있기에 大絡으로 표시하고 있을 뿐이며, 사지 말단이 막히어 대락으로의 순행이 막히더라도 흉부, 복부, 두부, 脛部의 四街에 산재하는 지름길인 수많은 낙맥을 통해 음양의 경맥이 서로 연결되고355) 있기 때문에 기혈의 인체순환이 차단되는 것은 아니다.

---

355) 배병철 역: 『靈樞』, 2001, p.457(夫四末陰陽之會者 此氣之大絡也 四街者 氣之徑路也 故絡絶則徑通 四末解則 氣從合相輸如環. 動輸: 이 문장은 手足懈惰 其脈陰陽之道 相輸之會 行相失也 氣何由還이란 황제의 질문에 대한 답변으로서 양상선은 四街者를 흉부, 복부, 두부, 脛部라 주해하여 이것을 따랐으며, 배병철은 大絡을 오자로 보고 大路로 수정하였으나 필자는 大絡으로 보는 것이 타당하다고 봄. 四街者에 대한 설명은 『靈樞 衛氣』의 "胸氣有街 腹氣有街 頭氣有街 脛氣有街"라는 내용에 근거할 수 있음. 또한 배병철은 四末解則을 수족의 사기가 해소되면이라고 해석하였는데, 手足懈惰로 보아서 사지에 기혈운행이 실조되는 것으로 해석해야 함.).

음경맥과 양경맥은 사지 말단에 있는 대락으로 고리처럼 연결되어 있어 기혈의 주된 순환통로가 되고 있지만 수족 부위의 대락이 울결되거나 손상되더라도 체간부의 四街에 있는 낙맥들이 본래 지름길의 역할을 하고 있기 때문에 수족으로의 순환이 순조롭지는 못해도 기혈의 운행에는 문제가 없다는 것은 기혈의 경맥순환경로가 전신에 퍼져 있는 수많은 낙맥을 통해 연결되고 있다는 것이다. 실제로 경맥의 순행경로상에 어혈이 생겨 경맥상에 병변이 일어나고 기혈의 순행을 방해하더라도 기혈의 인체순환자체를 차단하거나 심히 방해하지는 않는다.

혈이 경맥에서 낙맥을 통해 손락으로 흘러 들어간 다음 거기서 어떻게 되는지를 확실하게 설명하고 있는 부분이 『내경』에서는 잘 발견되지는 않고 있으나, 낙맥이나 손락으로 흘러 들어간 기혈이 그곳에서 소모되어 없어져서 운행이 끝나는 것이 아니다. 사지 말단의 대락에서 음양경맥이 연결되는 과정은 선행하는 경맥의 낙맥과 손락을 통해 흘러간 기혈이 다음 경맥에서 뻗어 나와 있는 손락과 낙맥을 통해야만 다음 경맥으로 들어갈 수가 있다.[356] 전신에 퍼져 있는 모든 낙맥들, 즉 지름길로 지칭되는 체간부 四街의 낙맥들도 이와 똑같은 방법으로 다음 경맥에 연결되어 있다.

『素問』「逆調論」에 낙맥의 기가 경맥을 따라 오르내리지 못하므로 경맥에 머물러 운행되지 않는다 하였는바[357] 이는 낙맥의 소

---

356) 배병철 역: 上揭書, p.152(諸絡脈皆不能經大節之間 必行絶道而出 入復合于皮中 其會皆見于外. 經脈): 필자는 모든 낙맥은 대절(경맥) 사이를 지나지 못하고 반드시 길(낙맥)을 끊고 나왔다가 피부에서 만나 다시(다른 낙맥으로) 들어가는데 이들이 피부에서 만나는 것이 모두 밖으로 나타난다고 해석하였고, 배병철은 대절지간을 大關節 사이로 해석하고 行絶道를 샛길로 가는 것이라고 설명하고 있음.

357) 배병철 역: 『素問』, 1999, p.347(此肺之絡脈逆也 絡脈不得隨經上下 故留經而不行.

통이 경맥의 소통을 좌우하고 있다 함이며, 즉 경맥의 흐름은 반드시 낙맥을 경유하여 순행함을 말하고 있다. 기혈이 경맥에서 낙맥으로 흘러들었다가 다시 다른 낙맥을 통해 그와 연결되는 다른 경맥으로 흘러 들어간다는 것이다. 『素問』「調經論」에 손락에서 밖으로 넘치면 경맥에 혈의 머무름이 있다는 것은358) 손락에서 어혈이 생기면 경맥의 기혈의 운행에 정체가 생긴다는 것으로 앞의 『素問』「逆調論」과 의미가 같은 것이다.

『靈樞』「邪氣臟腑病形」에 음경과 양경은 이름은 다르나 같은 종류로서 상하에서 서로 만나고 경락이 서로 꿰뚫고 둥근 고리처럼 이어져 끝나는 곳이 없다359)고 밝히고 있듯이 표리장부가 되는 음경맥과 양경맥은 경락이 서로 꿰뚫고 둥근 고리처럼 이어져 있다. 이는 음경과 양경이 상하에서 서로 만나 고리를 형성하는 것은 음경의 경맥에서 낙맥과 손맥을 거쳐 직접 양경의 경맥으로 뚫고 들어가는 것이 아니라 양경에서도 양경에서 뻗어 나와 있는 손락과 낙맥을 거쳐 양경의 경맥으로 이어지는 것이다. 『素問』「調經論」에 낙맥과 손맥은 모두 경맥으로 관주하며, 기혈이 함께 모이면 실해진다360)고 말하듯이 기혈은 경맥에서 낙맥, 손맥으로 흘렀다가 다시 손맥, 낙맥에서 경맥으로 흐른다. 『素問』「五臟生成」에서 혈이 피부에 응체되면 痺證이 발생하고 맥에 응체되면 막혀서 소통이 안 되어 기혈이 운행하였다가 다시 그 공혈로 돌아오지

逆調論).

358) 배병철 역: 上揭書, p.536(孫絡外溢 則經有留血, 調經論: 원문에는 경으로 되어 있으나 갑을경에는 낙으로 교정함.).

359) 배병철 역: 『靈樞』 2001, p.55(陰之與陽也 異名同類 上下相會 經絡之相貫 如環無端. 邪氣臟腑病形).

360) 배병철 역: 『素問』, 1999, p.540(絡之與孫脈俱輸於經 血與氣并則爲實焉. 調經論).

못하는 것이라고[361] 설명하고 있는 것도 혈행은 경맥에서 피부의 낙맥과 손락으로 운행하였다가 다시금 경맥으로 흐르고 있음을 말해 주고 있다. 즉, 기혈이 손락에서 산포되어 없어지는 것이 아니라 다시금 표리경맥의 손락과 낙맥을 거쳐 경맥으로 돌아와서 인체를 순행한다.

2. 십이경맥이 흉복부와 두면부에서 相會, 산포됨

1) 모든 경맥의 기혈이 흉복부로 순행하고 산포됨

폐경, 심경, 심포경의 수삼음경은 흉부에서 수부 말단으로 원심성 운행을 하는 것이 정설이지만, 『내경』에는 구심성 순행과 관련된 내용들이 많이 나온다. 즉 폐경은 연액 부위에서 폐로 들어가기도 하고(『영추』「경별」), 폐경의 맥기는 소상에서 나와 팔꿈치 안쪽을 따라 겨드랑 밑으로 들어가 구부러져서 폐로 들어가기도 하며(『영추』「사객」), 복부의 간에서 흉부의 폐로 올라가며(『영추』「영기」), 胃氣가 상행하여 폐로 들어가는(『영추』「동수」) 등 구심성 운행을 하며, 심포경은 내관이란 낙맥이 본경을 따라 올라가 심포락에 이어지며(『영추』「경맥」), 연액 부위에서 가슴으로 들어가는(『영추』「경별」) 등 구심성 운행을 하며, 심경도 연액 부위에

---

361) 배병철 역: 上揭書, p.144(血凝於膚者爲痺 凝於脈者爲泣 - 血行而不得反其空. 五臟生成).

서 심으로 이어지고(『영추』「경별」), 통리란 낙맥이 본경을 따라 심중으로 들어가고 있다(『영추』「경맥」). 또한 수삼음경은 모두 수부 말단의 정혈에서 맥기가 일어나 주관절 부위로 구심성 순행을 하고 있고 계속하여 경별과 낙맥들을 통해 흉부로 운행하고 있으므로 수삼음경들은 모두 흉부에서 수부 말단으로 운행하였다가 다시금 그 반대로 흉부를 향해 구심성 운행을 하고 있다고 말할 수가 있다. 『靈樞』「邪客」에는 심경맥 운행의 출입, 굴절, 서질은 수태음경과 수궐음경의 움직임과 같다[362]고 하고 있다. 수부 말단에서 구심성 순행으로 흉곽으로 들어온 수삼음경은 모두 결분 내지 인후를 거쳐 두항부로 원심성 순행을 하고 두면부에 산포된다.

〈표 4〉 수부 음양경맥의 순행 방향

O: 순행, X: 비순행

기혈순행 방향	사말부 – 흉복부		두항부 – 흉복부		비고
	원심성	구심성	원심성	구심성	
수태음 폐경	O	O	O	X	
수양명 대장경	X	O	O	X	
수소음 심경	O	O	O	X	
수태양 소장경	X	O	O	X	
수궐음 심포경	O	O	O	X	
수소양 삼초경	X	O	O	O *	두정에서 흉중으로 운행

* 두면부에서 흉복부로 구심성 순행을 하는 경맥은 족삼양경뿐인데, 삼초경은 예외이다.

대장경, 소장경, 삼초경의 수삼양경은 수부 말단에서 두면부로 이어지는 것이 정설로 되어 있는데, 수부 말단에서 일어난 수삼양경은 모두가 결분을 통해 흉중으로 들어가 구심성 순행(『영추』「경

---

362) 배병철 역: 『靈樞』, 2001, p.519(其餘脈出入屈折 其行之徐疾 皆如手太陰心主之脈 行也. 邪客).

맥」)을 하여 흉중에 산포되고 해당 장부에 속한 다음 정강이와 오금 부위까지 내려가는 원심성 운행(『영추』「본수」)을 한다. 즉, 대장경은 하합혈인 위경의 상거허까지 족부를 따라 내려가며, 소장경은 하합혈인 하거허까지 내려가고, 삼초경은 하합혈인 방광경의 위양까지 내려간다. 또한 수삼양경은 모두 결분을 거쳐 흉곽으로 산포된 것이 다시금 결분을 거쳐 두면부로 원심성 운행을 한다. 대장경의 원심성 운행은 결분에서 흉곽으로 이어진 줄기가 다시 목구멍을 따라 올라가서 결분으로 갔다가 목덜미를 타고 잇몸을 거쳐 코로 들어간다(『영추』「경별」, 「경맥」). 소장경의 원심성 운행은 결분에서 목으로 올라가 뺨을 거쳐 귓속으로 들어간다. 삼초경의 원심성운행은 결분에서 흉곽으로 산포된 것이 전중에서 다시금 결분을 거쳐 목덜미를 거쳐 귀를 거쳐 외안각에 이른다. 그러나 수삼양경이 흉부에서 수부 말단으로 원심성 운행을 하고 있다는 내용은 나타나지 않고 있다.

비경, 신경, 간경의 족삼음경은 족부 말단에서 복부를 거쳐 흉부로 이어지는 것이 정설로서 족삼음경의 기혈은 흉복부로 유입되어 산포된다. 『내경』에 의하면 족삼음경 모두가 족부 말단에서 족삼양경으로부터 기혈을 이어받아 흉복부로 운행하고 다시금 두면부로 운행하고 있다. 특히 족삼음경은 충맥으로부터도 기혈을 이어받는데, 『영추』「순역비수」에 의하면 아래로 내려가는 충맥이 족소음경의 대락으로 들어가 족양명경의 기충을 거쳐 내측 복사뼈 뒤로 흘러 내려가 족소음경과 함께 삼음에 스며듦으로 해서 족부삼음경으로 기혈을 공급하고 있음을 말하고 있다.[363]

---

363) 배병철 역: 『靈樞』, 2001. p.322(夫衝脈者 五臟六腑之海也 五臟六腑皆稟焉 其上者

<표 5> 족부 음양경맥의 순행 방향

O: 순행, X: 비순행

기혈순행 방향	사말부 – 흉복부		두항부 – 흉복부		비고
	원심성	구심성	원심성	구심성	
족양명 위경	O	O	O	O	
족태음 비경	X	O	O	X	
족태양 방광경	O	O	O *	O	등골에서 경부로 운행
족소음 신경	X	O	O	X	
족소양 담경	O	O	O	O	
족궐음 간경	X	O	O	X	

* 등골을 경유하여 경부로 들어간 족태양경의 경별은 본경과 만나고 독맥과 상회하여 눈 안쪽 가장자리로 나와 이마 를 거쳐 두정으로 순행한다.

위경, 방광경, 담경의 족삼양경은 두면부에서 족부 말단으로 이 어지는 것이 정설로 되어 있는데, 위경과 담경은 결분을 통해 흉 중으로 들어가 구심성 순행을 하며, 방광경은 견갑골 안쪽에서 흉 곽으로 들어가는 구심성 순행을 하고, 위의 대락인 허리는 횡격막 을 뚫고 올라가 폐로 구심성 순행을 하고 있다(『소문』「평인기상 론」). 위경의 경별은 허벅지 부위에서 나와 복부 속을 거쳐 위로 올라가 心을 관통하는 구심성 운행을 하며, 방광경의 경별은 오금 에서 볼기와 항문을 거쳐 등골을 따라 올라가 심부에 퍼지는 구심 성 순행을 한다. 또한 담경의 경별도 비골을 돌아 음모 부위로 들 어가 담에 이어졌다가 위로 올라가서 심을 꿰뚫는 구심성 순행을 한다. 족삼양경의 순행은 모두 두면부에서 시작한 기혈의 운행이 흉복부를 거쳐 족부 말단으로 원심성 순행을 하고 있으면서도, 족 부 말단의 정혈에서 맥기가 일어나 슬관절 부위의 합혈로 구심성

出于頏顙 滲諸陽 其下者 注少陰之大絡 出于氣街－下至內踝之後屬而別 其下者 并 于少陰之經 滲三陰. 順逆肥瘦).

운행을 하며, 오금과 비골 부위에서는 경별을 경유하여 흉복부로 구심성 운행을 계속한다고 말 할 수가 있다.

이상과 같이 십이경맥의 모든 기혈이 흉복부를 순행하고 산포되며, 흉복부를 중심으로 원심성 및 구심성 순행을 하고 있음으로써, 십이경맥의 기혈이 아래에서는 횡격막을 뚫고 올라와 흉부에 산포되고, 위에서는 결분과 견갑골 안쪽을 통해 흉부로 들어와 산포되어 심폐에서 혼합되어 하나가 되는 형상을 보여 주고 있다. 따라서 『素問』「五臟生成」에서는 모든 혈은 다 심으로 이어지며, 모든 기는 폐로 이어진다[364]고 하고 있다. 만약, 십이경맥이 心肺를 경유할 때도 한 줄로 고리처럼 연결된 관로로 운행한다고 하면, 앞에서 말하고 있는 諸血과 諸氣가 심과 폐에 속한다고 하는 내용은 심과 폐에서 기혈이 산포되어 하나로 혼합되는 것이 아니라 각각의 경맥이 심폐에서도 일정한 간격을 두고 서로 차단된 개별 통로를 따로따로 순행하고 있다는 모양을 상상하게 해 줄 뿐이다.

십이경맥의 기혈이 결분과 횡격막의 위문을 공동의 통로로 사용하면서 흉부로 유입되어 심폐에서 모두 혼합되는 형상을 보이는데, 마치 음경맥들만이 흉복부에서 서로 연결되는 별도의 차단된 통로가 있는 것처럼, 그것도 음적 성분이 서로 다른 궐음에서 태음으로, 태음에서 소음으로, 소음에서 궐음으로 이어진다는 기존의 설명은 잘못된 것이고, 실제로는 흉부의 심폐에서 십이경맥 모두가 혼합되어 종기를 이루고 있는 것이다.

---

364) 배병철 역: 『素問』, 1999, p.143(諸血者皆屬於心 諸氣者皆屬於肺. 五臟生成).

2) 모든 경맥의 기혈이 두항부로 순행하고 산포됨

십이경맥의 순행경로상으로 보면 음경은 두면부로 이어지지 않고 있다. 그러나『靈樞』「邪氣臟腑病形」에 십이경맥과 365낙맥에 흐르는 혈기는 모두 두면부로 올라가 공규로 들어가는데, 그 정미의 陽分은 눈으로 올라가 밝게 하고 그 다른 가지의 기는 귀로 들어가 들을 수 있도록 한다고[365] 설명하고 있다.

실제로 모든 양경맥들은 두면부를 순행하면서 수부 경맥에서 족부 경맥으로 이어지고 있고, 또한 모든 음경맥들도 전기 제Ⅵ장에서 보는 바와 같이 흉부의 심폐에서 인후를 거쳐 두면부로 원심성 순행을 하여 산포되고 표리장부의 양경맥과 상교하고 있음을 알 수 있다.

대장경은 인후와 코를 거치고 귀에서 산포되며 눈에서 위경에 이어지고 있다. 소장경은 목을 거쳐 귀에 산포되고 눈에서 방광경과 이어지고 있고. 삼초경도 목을 거쳐 귀로 산포되고 눈에서 담경에 이어지고 있다. 위경은 눈에서 일어나서 코와 목, 인후를 거쳐 아래로 내려가고 귀에도 산포되며, 방광경도 눈에서 일어나 귀와 뇌수에 산포되고 목을 거쳐 아래로 내려간다. 담경도 눈에서 일어나 귀와 목을 거쳐 아래로 내려가고 있다. 즉, 모든 양경맥은 두면부의 눈, 귀에 산포되고 코, 목, 인후 부위를 순행한다.

음경맥의 경우, 폐경은 폐에서 인후를 거쳐 코에서 대장경과 만나고 귀에 산포되며 뇌수로 들어가고, 심경은 심에서 인후를 거쳐

---

365) 배병철 역: 『靈樞』, 2001, p.58(十二經脈 三百六十五絡 其血氣皆上于面而走空竅 其精陽氣上走于目而爲精 其別氣走于耳而爲聽. 邪氣臟腑病形).

눈과 귀에 산포되며 소장경과도 만난다. 심포경도 심포에서 목구멍을 따라 올라가 귀에 산포되어 삼초경에 이어진다. 비경은 심에서 인후를 거쳐 눈에서 위경과 만나고 귀에 산포되어 종맥으로 이어진다. 腎經도 心에서 폐를 거쳐 인후를 경과하고 귀에 산포되어 종맥과 만난다. 간경은 심폐에서 인후를 거쳐 눈으로 들어가 담경과 만나고 정수리에서 독맥과 만난다.

그러나 십이경맥의 순차적 직렬순행을 주장하는 기존의 이론에 따르면 두면부에서는 양경맥들의 맥기가 제각각 五竅의 어느 특정한 좁은 경로를 통해 따로따로 들어가서 오규의 어느 특정한 일부분에 대해 기혈을 공급하면서 경맥 간에 서로 일정한 거리를 두고 폐쇄된 형태로 순행을 하고 있는 것과 같은 양상을 띠고 있다.

『靈樞』「脈度」에 나와 있는 肺氣通于鼻 – 心氣通于舌 – 肝氣通于目 – 脾氣通于口 – 腎氣通于耳라는 구절도 경맥의 순차적 직렬순행 논리로는 설명하기가 어려운 내용들이지만, 혹시 다음과 같이 설명할 수는 있을지도 모르겠다. 즉 모든 경맥에는 십이경맥의 기가 모두 포함되어 있으므로 기혈이 비록 십이경맥을 순차적으로 이어 가면서 순행하더라도 각각의 경맥을 지날 때마다 그 경맥의 특성이 발현되기 때문에 코에서는 폐기가, 혀에서는 심기가, 눈에서는 간기가, 입에서는 비기가, 귀에서는 신기가 발현된다고 주장할 수는 있을 것이다.

그러나 이러한 주장은 한의학적 기 개념에 근거하는 기 운행의 이간성[366]에도 어긋나는 등 타당해 보이지 않는다. 실제는 위에서 설명된 바와 같이 두면부의 五竅에는 십이경맥의 기혈이 모두 직

---

366) 김교빈, 박석준 외: 『동양철학과 한의학』, 2005, p.201.

접 순행하여 산포되고 상합하는데, 오규의 오행적 특성에 따라 해당 장부의 기가 특정 기관에 특별히 강하게 나타나고 있는 현상을 설명한 것으로 보는 것이 타당하며, 세부적으로는 오장의 기를 모두 내포하고 있는 것이다. 대표적인 예로 한의학의 망진론에는 오장육부의 정기가 모두 눈으로 상주하고 있다[367]고 하고 있으며, 눈의 각 부위를 장부와 연계시켜 진단하고 있다.[368] 『素問』「五臟生成」에도 모든 경맥은 눈으로 이어진다[369]고 밝히고 있다.

이로써 십이경맥 모두가 두면부를 순행하면서 오규에 산포되고 상합하여 종기를 형성하는 종맥을 이루는 가운데 표리장부 경맥 간의 상호연결 상태보다는 동일한 양성분의 수족 양경맥들의 상호연결 상태가 보다 강하게 발현되고 있음을 알 수 있다. 수족 양경맥들의 상호연결 상태가 강하게 발현되는 이유는 두면부는 인체의 陽中陽의 極陽으로 양기의 활동이 가장 강한 부분이기 때문이다.

3. 사지 말단은 표리장부 경맥의 대표적 연결고리

흉복부나 두면부와는 달리 사지 말단에서는 모든 경맥이 함께 산포되어 相會하거나 상합하지 않고 손에서는 수삼음경 – 수삼양경이 서로 연결되고 있고, 발에서는 족삼음경 – 족삼양경이 표리장부 경맥 간에 각각 서로 연결되고 있다. 그러나 이것이 표리장부의

---

367) 김완희: 『한의학 원론』, 2003, p.225.
368) 라이프 21 출판부: 『중의 진단학』, 2006, p.47.
369) 배병철 역: 『素問』, 1999, p.143(諸脈者皆屬於目. 五臟生成).

경맥이 단지 수부와 족부 말단에서만 상호 연결되고 있다는 것을 말하는 것이 아니고 표리장부의 경맥들은 인체 전 부분에서 낙맥과 손맥으로 상호 연결되고 있음을 대표적으로 설명하고 있음에 불과한 것으로 보아야 한다.

『靈樞』「動輸」에 언급되어 있는 바와 같이 흉부, 복부, 두부, 脛部의 四街는 평상시에도 기혈의 지름길 역할을 하고 있기 때문에 설령 사지 말단의 대락이 막히더라도 기혈운행에 아무런 문제가 발생하지 않는다는 것이다.[370] 즉 흉부, 복부, 두부, 경부에서도 경락이 고리처럼 연결되어 있어 서로 통하고 있다는 것인데, 그 연결 형태는 사지 말단에서의 표리장부 경맥 간의 연결 형태와 마찬가지로 인체 전반에서 표리장부 경락 상호간의 연결 형태를 취하고 있음을 말해 주고 있는 것이다. 설령 사지 말단의 일부가 절단이 되어 경맥이 끊어지더라도 기혈의 운행에는 별다른 이상이 없다는 것이다.

음양의 연결고리가 되는 부분은 인체의 표면과 사지 말단에 널리 분포하고 있는데, 사지 말단이 인체에서 가장 양기가 성한 부분[371]으로 사지 말단에서 모든 음경맥과 양경맥들의 양기가 분출하여 오수혈을 따라 구심성으로 순행하면서 기혈을 산포하는 것으로 나타나고 있기 때문에 사지 말단이 음양의 전화가 가장 강력하게 일어나는 대표적인 부위라 말할 수가 있다. 따라서 경맥순행경로상에서 사지 말단 부위는 유일한 음양교체 내지 음양 경맥의 연

---

370) 배병철 역: 『靈樞』, 2001. p.457(夫四末陰陽之會者 此氣之大絡也 四街者 氣之徑路也 故絡絶則徑通 四末解則 氣從合相輸如環. 靈樞 動輸).

371) 배병철 역: 『素問』, 1999. p.321(四肢者 諸陽之本也 陽盛則四肢實. 陽明脈解).

결 부위가 되는 것이 아니라 가장 대표적으로 왕성한 부위가 될 따름이다.

4. 음양경맥 간 상호 연결 형태

『素問』「調經論」에 대저 음과 양은 모두 주입되고 모이는 곳이 있는데 양은 내부로 들어가고 음은 외부로 넘쳐 음양이 평형을 이룸으로써 그 형체를 충실하게 한다[372]고 하고 있는데, 이는 경맥의 음분은 원심성이며 경맥의 양분은 구심성 순행을 한다는 의미가 된다. 『靈樞』「邪氣臟腑病形」에 사기가 음분인 내부에 침입하면 내면에서 외면으로 나와 양경으로 흘러들어 육부로 들어가고 사기가 양분인 표피에 침입하면 침입한 본경에 머무른다[373]고 하고 있는바, 이는 기혈이 음경에서 양경으로 흐르면서 동시에 내면에서 외면으로 흐름을 말해 주고 있다.

그런데 한의학 정설에 의한 족부 경맥들의 순행은 기혈이 양경을 타고 내려가 음경으로 흐르도록 되어 있다. 예를 들어 양경인 족양명 위경이 족부로 원심성 순행을 한 다음 족태음 비경으로 이어져 흉복부로 구심성 순행을 하도록 되어 있으므로, 사기가 족양명 위경에 침입하면 족부 하단을 거쳐 음경인 족태음 비경으로 흘러 들어가야 한다. 또한 양경으로 흘러든 사기가 육부로 침입하려

372) 배병철 역: 『素問』, 1999, p.541(夫陰與陽 皆有脈會 陽注於陰 陰滿之外 陰陽勻平 以充其形.. 調經論).
373) 배병철 역: 『靈樞』, 2001, p.54(中于陰則溜于腑 中于陽則溜于經. 邪氣臟腑病形).

면 양경이 구심성 순행을 하여야 하는데 족부 삼양경은 구심성 순행을 하지 않는다는 것으로 되어 있다는 점에서 이해하기 힘든 부분이다.

따라서 상기의 『靈樞』「邪氣臟腑病形」에 언급된 내용을 다음과 같이 분석해 볼 수가 있다. 즉 모든 음경맥과 양경맥의 음분은 흉복부의 내면에서 원심성 순행을 하면서 표면으로 나오는데 음경맥의 경우 내부인 음분에서 사기가 침투하면 외면으로 나와 양경맥의 양분으로 들어가서 구심성 순행을 하여 六腑로 침투하고, 양경맥의 경우 본 경맥의 음분인 내부에서 사기가 침투하면 외부로 나와 본경의 양분으로 들어가 다시금 구심성 순행을 하여 六腑로 들어가는 형태를 취하는 것이다. 그러나 잘 알려진 바와 같이 수부 삼양경은 원심성 순행이 없고, 족부 삼음경도 원심성 순행이 없는 것으로 되어 있기 때문에 전기의 논리는 이에 부합하지 않지만 제VI장에서 살펴본 바에 따라 다음과 같이 해석해 볼 수가 있다.

모든 경맥의 오수혈은 사지 말단에서 분출하는 양기이므로 인체의 중심부 내지 심부에서의 음기가 공급되지 않으면 안 된다. 그런데 인체의 중심부에서 기혈이 원심성으로 운행하는 경맥들은 수삼음경과 족삼양경들뿐이다. 수삼음경은 음승양강의 원칙에 따라 흉곽부에서 수부 말단으로 운행하는 것이 원심성 운행과 일치하므로 별문제가 없어 보이지만, 족삼양경은 흉곽부에서 족부 말단으로 음승양강의 원칙에 따라 하강 운행을 하지만 양기의 구심성 순행 원칙과는 상반되는 운행을 하게 되는 것이다.

그런데 족삼양경을 따라 하강하는 기혈의 성분비가 음분이거나 음분이 강하다면 원심성 운행을 하여야 할 것이므로, 족삼양경의 기혈의 하강운행은 양경맥에 포함되어 있는 음기의 하강운행을 강조하고 있는 것으로 본다면 설명이 가능해진다. 즉 족삼양경의 기혈의 음분이 흉부에서 내면을 통해 족부 말단으로 원심성 운행을 하고 족부 말단에서 양기로 분출하여 표면을 통해 산포되면서 오수혈을 경유하여 다시금 흉부를 향해 구심성 순행을 하는 형태가 되고, 아울러 족부 말단에서 족삼음경에 대해 기혈을 공급하는 형태가 된다.

음경맥 – 양경맥 간 연결의 선후관계는 수부에서는 음경맥의 음분이 자경의 정혈과 표리장부 경맥의 정혈에서 양분으로 분출하고, 족부에서는 양경맥의 음분이 자경의 정혈과 표리장부 경맥의 정혈에서 양분으로 분출하는 형상을 그려 볼 수가 있다. 제Ⅵ장에 그려 있는 경맥의 기혈순행경로를 보면 실제로 수삼음경에서 수부로의 원심성과 구심성 운행이 나타나 있고, 족삼양경에서도 족부로의 원심성과 구심성 운행이 잘 나타나 있는 반면, 수삼양경과 족삼음경은 각각 수부와 족부에서 구심성 순행만을 하는 것으로 나타나 있다.

Ⅷ. 결론

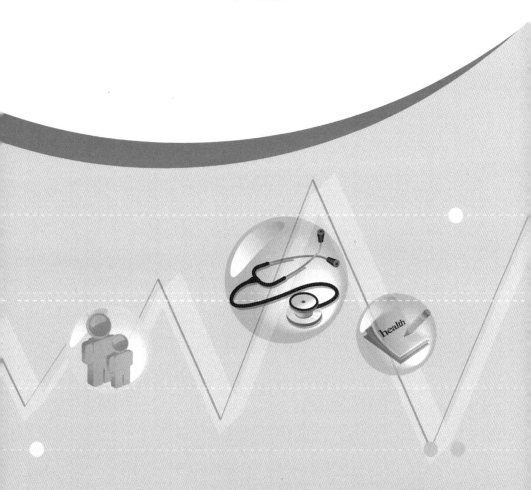

1. 경락의 해부학적 구조 및 경맥 간 연결 형태

　전신에 망상으로 분포되어 인체의 장부와 기관에 기혈을 순행, 유주시키는 경락의 실체를 밝히고자 하는 노력이 광범위하게 전개되고 있는 가운데 많은 학자들은 신경조직과 연관되는 부분적인 연구 결과들을 발표하고 있다. 필자는 『황제내경』의 저자들이 문자로써 표현해 낸 경락의 기능과 형상들을 해부학적 구조와 생체조직적 측면에서 재구성해 본 결과 그 내용을 다음과 같이 요약할 수가 있다.

　1) 경락은 경맥과 낙맥(손맥 포함)으로 구성되어 있는데, 경맥은 인체의 중심인 심·폐에서 원심성, 구심성 방향으로 연결되는 구조이고, 낙맥은 인체 전반에서 경맥과 경맥 사이를 횡적으로 서로 연결시켜 주는 구조이다.

　2) 경락의 생체조직적 실체는 혈맥과 혈낙맥을 이루고 있는 맥이며, 경맥과 낙맥은 혈맥과 혈낙맥의 내·외를 아우르는 개념이고, 경과 낙은 기혈 흐름의 방향성을 나타내는 구조적 개념인 동시에 흐름의 간선과 분지로 표현된다.

3) 혈맥의 내부에는 영혈과 영기가 합일체가 되어 흐르고, 외부에는 진액과 위기가 합일체가 되어 흐르는 형태가 경락의 완전한 형상이며, 경맥과 낙맥은 근, 골, 기, 육의 틈새로서의 계와 곡을 따라 분포되어 있고, 영혈과 영기/진액과 위기는 손낙맥을 통해 서로 유통한다.

4) 경맥은 하나의 가느다란 선이 아니라 상당한 너비와 깊이를 가지고 있으며, 일개 경맥의 내부공간은 기혈 흐름의 방향을 따라 평행으로 나열된 수많은 가느다란 통로(혈맥)가 하나의 묶음을 형성하고 있는 모습이며, 기혈은 이들 가느다란 통로의 격벽을 빠져나갈 수가 없는데 자침 등으로 통로의 격벽이 손상을 입으면 그 구멍으로 정기와 사기가 넘나들어 정기가 보충되거나 사기가 전이된다.

5) 상당한 너비와 깊이를 가지고 있는 경맥을 순행하는 기혈의 운행 심도는 인체 내·외부의 생리, 환경적 조건에 따라 달라지는데, 예를 들어 여름에는 피부 표면 가까이에 기혈 흐름이 집중되고, 겨울에는 피부 안쪽 깊은 곳으로 기혈 흐름이 집중된다.

6) 표리경맥 간은 물론 모든 경맥들 간의 연결 형태는 선행 경맥에서 분지되어 횡으로 운행하는 낙맥과 손맥을 통해 기혈의 양기가 유주, 산포되어 인체의 장부와 기관을 유양한 다음, 기혈의 음기가 응축되어 후속 경맥에서 뻗어 나온 손·낙맥을 통해 다음 경맥으로 흘러 들어가는 구조이고, 경맥 간의 연결은 사지 말단뿐만이 아니라 인체 전반의 四街(흉부, 복부, 頭部, 脛部)에 분포되어 있는 낙맥과 손락들을 통해 같은 방법으로 형성되어 있기 때문에 사말의 일부에서 기혈이 정체되더라도 기혈의 인체순환은 四街를 통해 계속 이루어지고 있다.

7) 경맥의 조직적 실체인 혈맥은 혈을 맥 외로 나가지 못하게

보호하는 통로이며 혈맥 조직은 병리현상이나 손상으로 출혈을 시킬 수가 있고, 혈맥 내에서 기혈이 사기와 엉켜 어혈을 형성하며, 혈맥의 내·외에서 사기가 영혈/영기와 응체하고 진액/위기와 凝澁하여 積이 형성된다.

8) 경맥의 허실은 경맥조직으로의 기혈의 흐름 상태를 말하는데 기혈의 흐름이 阻滯되어 허하면 경맥 부위가 함몰하고 그것이 오래 경과하면 脈痿가 되어 경맥조직이 쪼그라들고 마비되며, 기혈의 흐름이 과도해지거나 갑자기 막히면 경맥조직이 늘어나고 경맥 부위가 팽창하거나 혈맥에 癰이 발생한다.

9) 경락조직은 쪼그라들거나 팽창하면서 발생하는 통증 및 자침 시 발생하는 酸, 痲, 重, 脹, 痒, 電樣 등의 침감을 수용하고 전달하는 조직체이며, 경락조직은 기혈 흐름의 허와 실, 인체 내·외부의 한열에 따라 발적하거나 청, 황, 백, 흑으로 색택의 변화가 일어나고 경락 주변 조직에도 색택의 변화를 일으킨다.

10) 경락은 한사 등으로 내부에 기혈이 응체되거나 경락조직이 쪼그라들어 기혈의 순행에 장애를 받으면 안마, 도인, 온구로 내부의 응체를 풀어 주거나 쪼그라든 경락조직을 이완시켜 기혈운행을 원활하게 할 수가 있다.

11) 인체를 상하로 또는 원심성 내지 구심성으로 순행하는 경맥의 범주에는 십이경맥, 십이경별, 기경팔맥이 있는데, 수삼음경의 경별과 족삼양경의 경별은 경맥의 중간에서 분출하여 자경의 흐름과 반대방향인 구심성으로 흘러 흉곽부에 산포되고 두면부로 순행하므로 십이경맥의 순차적 직렬 운행의 순행 방향에 지대한 영향을 미칠 수가 있는 반면, 기경팔맥은 경맥을 흐르는 기혈의 과다

내지 과소를 조절하는 호수와 같은 기능으로 경맥의 원활한 흐름을 보조하는 역할을 하고 있어, 기혈의 순행 방향에는 별다른 영향을 미치지 않고 있다.

12) 십이경맥에는 공히 음양의 성분이 함께 존재하며, 한 경맥의 심부에서는 기혈의 음분이 원심성 순행을 하고 있고 천부에서는 기혈의 양분이 구심성 순행을 하고 있는데, 이것은 오수혈이 각 경맥의 수족 말단에서 분출하여 구심성으로 유주하는 현상으로 이해된다.

2. 기혈의 인체순환방식

기혈의 인체순환에 관한 현재의 학설은 하늘과 땅을 기준으로 하여 사람이 손을 하늘로 향하고 서 있는 자세에서 음승양강 원칙만을 적용한 가운데 『영추』「경맥」편을 중심으로 체계화시킨 이론이다. 이 이론은 음양오행론의 근본 원리에 부합하지 못하는 점들이 있고, 특히 기혈이 십이경맥을 따라 인체를 순차적으로 직렬 순행하는 체계는 경락의 생·병리 조절기능을 설명하기에 매우 부적절한 순환체계이다.

필자는 소우주인 인체를 기준으로 하여 팔을 내리고 정상적으로 서 있는 자세에서 음기의 원심성 운동과 양기의 구심성 운동을 원칙으로 하고, 하늘과 땅을 기준으로 하는 음승양강의 원칙도 동시에 적용하는 가운데 『영추』「경맥」편 외에 「경별」등 『내경』 전편의 내용들을 포함시킨 상태에서 기혈의 경맥순행경로를 재구성해 봄으로써 6개 표리경맥들의 동시적 병렬순행방식을 도출해 낼 수가 있었던바, 그 순행의 원칙들은 아래와 같다.

1) 수부 삼음경은 흉복부의 종기에서 분출하여 수부 말단과 두면부로 원심성 순행을 한 다음 수부 말단에서만 구심성 순행을 하고 있으며, 수부 삼양경은 수부 말단에서 표리장부 경맥으로부터 기혈을 흡수하여 흉복부로 구심성 운행을 하고 두항부로 원심성 순행을 한다.

2) 족부 삼양경은 흉복부의 종기에서 분출하여 족부 말단과 두면부로 원심성 순행을 한 다음 반대 방향으로 구심성 순행을 하고 있으며, 족부 삼음경은 족부 말단에서 표리장부 경맥으로부터 기혈을 흡수하여 흉복부로 구심성 순행을 하고 두항부로 원심성 순행을 한다.

3) 두항부와 흉복부 간의 순행에 있어서는 십이경맥이 모두 두면부로 원심성 순행을 하여 종기를 형성하고 있으나 구심성 순행을 하는 경맥은 오직 족삼양경들뿐인데, 예외적으로 삼초경인 수소양경의 정경이 정수리에서 갈라져 나와 심폐로 향하는 구심성 순행을 하고 있다.

이때, 족삼양경들이 두면부에서 흉부로 구심성 순행을 하는 방식은 다음과 같다.

- 족양명 위경: 폐경과 대장경의 음분과 비경의 음분이 두면에서 양분으로 분출한 기혈을 받아 구심성 순행을 하며,

- 족태양 방광경: 심경과 소장경의 음분과 신경의 음분이 두면에서 양분으로 분출한 기혈을 받아 구심성 순행을 하며,

- 족소양 담경: 심포경과 삼초경의 음분과 간경의 음분이 두면에서 양분으로 분출한 기혈을 받아 구심성 순행을 한다.

－수소양 삼초경은 예외적으로 정수리에서 (십이경맥의) 양분으로 분출한 기혈을 받아 구심성 순행을 하는 것으로 나타난다.

4) 수족 말단과 흉복부의 表部로 원심성 운행을 한 수부 삼음경과 족부 삼양경의 기혈의 陰分이 거기에서 각각 자경 및 표리경맥의 陽分으로 분출하여 흉복부의 深部로 구심성 운행을 하여 흉복부에 산포되고 두항부에서 유입되는 족부 삼양경의 陽分과 相合되어 종기를 형성한다.

<표 6> 경맥별 기혈의 원심성, 구심성 순행 특징

O: 순행, X: 비순행

기혈순행 방향	사말부 - 흉복부		두항부 - 흉복부		비고
	원심성	구심성	원심성	구심성	
수태음 폐경	O	O	O	X	
수양명 대장경	X	O	O	X	
족양명 위경	O	O	O	O	족삼양경은 두면부에서도 흉복부로 구심성 순행
족태음 비경	X	O	O	X	
수소음 심경	O	O	O	X	
수태양 소장경	X	O	O	X	
족태양 방광경	O	O	O	O	족삼양경은 두면부에서도 흉복부로 구심성 순행
족소음 신경	X	O	O	X	
수궐음 심포경	O	O	O	X	
수소양 삼초경	X	O	O	O *	* 예외적으로 두정에서 흉중으로 운행
족소양 담경	O	O	O	O	족삼양경은 두면부에서도 흉복부로 구심성 순행
족궐음 간경	X	O	O	X	

(기혈운행의 원심성과 구심성 순행의 특징)
1. 십이경맥은 모두 사말 - 흉부 간 구심성 순행과 두면 - 흉부 간 원심성 순행을 함.
2. 수삼양경과 족삼음경은 사말 - 흉부 간 원심성 순행을 하지 않음.
3. 족삼양경만이 두면 - 흉부 간 구심성 순행을 함.
(단, 삼초경이 예외적으로 두정에서 흉중으로 구심성으로 순행)

참고문헌

〈단행본〉

강대길 외 역: 『의학생리학(A. C. Guyton 저)』, 도서출판 정담, 서울 2002.

강영숙 외 역: 『생리학 제5판』, 라이프 사이언스, 서울 2005.

구병수 외 역: 『유문사친(장종정 저)』, 동국대 출판부, 서울 2001.

김교빈, 박석준 외: 『동양철학과 한의학』, 아카넷, 서울 2005.

김남일. 인창식 역: 『고대 중국의학의 재발견(周一謀 저)』, 법인문화사, 서울 2000.

김동영: 『황제내경 소문대하(1)』, 산해, 서울 2002.

김영식: 『중국 전통문화와 과학』, 창작과 비평사, 1986.

김완희: 『한의학 원론』, 성보사, 서울 2003.

김은하 편역: 『한방과 현대의학(오가타 겜뽀오 저)』, 일중사, 서울 2003.

김지훈 외 역: 『침의 과학적 접근과 임상』, 대한 추나학회 출판사, 서울 2001.

김창인, 권용수 편역: 『내경운기칠편 정해』, 강원대학교 출판부, 춘천, 2002.

김충렬, 공원식 역: 『주역과 중국의학 상, 중, 하(楊力 저)』, 법인문화사, 서울 2007.

김홍경 편역: 『음양오행설의 연구(양계초, 풍우란 외)』, 신지서원, 서울 1993.

나창수 편저: 『경락 수혈학 이론』, 정문각, 서울, 2001.

남봉현 외 편역: 『현대과학으로 본 인체 경락시스템(張維波 저)』, 주민 출판사, 대전 2003.

남상천: 『경락학 원론』, 실천의학사, 서울 1994.

두호경: 『동의내경학』, 교학사, 서울 2004.

라이프21 출판부: 『중의진단학』, 침코리아, 서울 2006.

민경옥: 『전기치료학(개정판)』, 현문사, 서울 2001.

박경아 외 역: 『조직학 번역2판』, 고려의학, 서울 1999.

박석련: 『경락의 실체』, 태학사, 서울 1997.

박용규: 『입체음양오행』, 태웅출판사, 서울 2005.

박용규: 『주역에서 침술까지』, 태웅출판사, 서울, 2008.

박찬국 역: 『장상학』, 성보사, 서울 2002.

박창희 편저: 『최신 경혈도』, 한방서당, 서울 2005.

박현국 외 역: 『중국과학기술사(의학편)』, 일중사, 서울 2003.

박현국 외 역: 『중의 운기학(楊力 저)』, 법인문화사, 서울 2000.

박희준: 『동양의학의 기원』, 하남출판사, 서울 1996.

배병철 역: 『금역황제내경 소문』, 성보사, 서울 1999.

배병철 역: 『금역황제내경 영추』, 성보사, 서울 1999.

생활의학연구회(편역): 『경락의 대발견(藤原知, 芹澤勝助 공저)』, 일월
　　　서각, 서울 1993.

선우 기: 『황제내경 영추강의』, 미래 M&B, 서울 2002.

성락기: 『팔십일 난경 해석』, 고문사, 서울 1974.

소광섭: 『물리학과 대승기신론』, 서울대출판부, 서울 2005.

손인순: 『체절신경 조절요법』, 야스미디어, 서울 2004.

안영민 역: 『경악전서 傳忠錄, 脈神派, 傷寒典(張介賓 저)』, 한미의학,
　　　서울 2006.

오기용: 『(校正)圖註八十一難經』, 영서신문사, 1999.

유지윤 외: 『변증시치 임상요강』, 도서출판 영림사, 서울 1998.

이광준: 『한방심리학』, 학원사, 서울 2002.

이병국: 『맥이나 알고 침통을 흔드는가』, 침코리아, 서울 2003.

이재동, 김남일: 『중국 침뜸 의학의 역사』, 집문당, 서울 1997.

이준천: 『의역학사상(원서: 醫易會通精義, 장경선 외 역)』, 법인문화사,
　　　서울 2000.

이학로: 『금궤요략의 순환구조』, 주민출판사, 대전 2000.

이학로:『방약합편과 순환구조론』, 주민출판사, 대전 2001.

이학로:『본초문답과 순환구조론의 대화』, 주민출판사, 대전 2000.

이학로:『침에도 고향이 있다네』, 주민출판사, 대전 2002.

이학로:『한의학의 순환구조론』, 주민출판사, 대전 1999.

임윤경 역:『경락, 침구의 현대 과학적 접근』, 한미의학, 서울 2004.

임종국:『침구 치료학』, 집문당, 서울 2001.

장경선 외 역:『의역학 사상(이준천 저: 醫易會通精義)』, 법인문화사, 서울 2000.

전세일:『침술의학』, 계축문화사, 서울 2005.

정동주 외 역:『동양의학의 오늘과 내일』, 주민출판사, 대전 2005.

정진웅 외:『조직생물학(제3판)』, 고려의학, 서울, 2006.

조헌영:『통속 한의학 원론』, 학원사, 서울 2005.

종의명:『사주와 한의학』, 여강출판사, 서울 1995.

최문범 외 편저:『실용동씨 침법』, 대성의학사, 서울 2000.

최승훈:『난경입문』, 법인문화사, 서울 1998.

하규용:『기의 구조와 위락의 발견(무상치유법)』, 도서출판 정상, 서울 2003.

한국 도가철학회 엮음:『노자에서 데리다까지』, 예문서원, 서울 2002.

한동석:『우주 변화의 원리』, 대원출판, 서울 2005.

本間祥白:『難經之硏究·附 圖解十四經發揮』정언출판사, 1965.

魯兆麟 主校:『難經集注』(吳·呂廣 等 注, 明·王九思 等 輯), 요녕 과학기술출판사, 심양, 1991.

王叔和:『校正圖註難經』醫道韓國社, 1976.

Bossy, J.: The History of Acupuncture in the West.(in) Teizo, Ogawa(pub.): History of Traditional Medicine. Proceedings of the 1st and 2nd International Symposia on the Comparative History of Medicine – East and West. Osaka, Tokyo 1986: 363 – 400.

Filshie, Jacqueline & White, Adrian(edited by): Medical Acupuncture – a western scientific approach. Harcourt Brace and Co. 1998.

Hübotter, Franz: Die chinesische Medizin zu Beginn des 20. Jahrhunderts und ihr historischer Entwicklungsgang. Leipzig(Asia Major 1929).

Kim, Bong Han: On the Kyungrak System. Foreign Language Publishing Hause, Pyong Yang 1964.

Kubny, Manfred Dr.: Qi – Lebenskraftkonzepte in China. 2. Auflage. Karl F. Haug Verlag, Heidelberg 2002.

Mann, Felix MB.: Acupuncture the ancient Chinese art of healing and how it works scientifically. First Vintage Books Edition, 1973.

Needham, N.J.T.M. & Lu Gwei Djen: Medicine and Chinese Culture.(in) Needham, N.J.T.M.: Clerks and Craftsmen in China and the West. Cambridge 1970.

Porkert, Manfred: Die energetische Terminologie in den chinesischen Medizinklassikern. Sinologica 8, 4(1965) 184 – 210.

Porkert, Manfred: The Theoretical Foundation of Chinese Medicine: Systems of Correspondence. Massachusetts 1978.

Sabetti. S.: Lebensenergie. Scherz Verlag, Bern, Muechen, Wien 1985.

Siu, Ralph Gun Hoy: Ch'i: A Neo – Taoist Approach to Life, Cambridge (Mass.)(MIT Press) 1974.

Unschuld, Paul U.(ed.): Approaches to Traditional Chinese Medical Literature. Dordrecht 1989.

Unschuld, Paul U.: Medicine in China: A History of Ideas, Berkeley 1985.

Upledger, John E.: Somato Emotional Release – Deciphering the Language of Life. North Atlantic Books, Berkeley Califonia 2002.

Wong, K. Chimin; Wu, Lien – teh(1879 – 1960): History of Chinese Medicine: Being a Chronicle of Medical Happening in Chine from ancient times to the present period. 2nd ed. Shanghai 1936{repr. New York(AMS Press) 1972].

중앙백과사전(EUREKA): 중앙일보사, 서울 1999.

동양의학 대사전: 전통의학연구소 편저, 성보사, 서울 2000.

〈논문〉

김용진: 「경락의 진동자극에 의한 경락 실체의 객관화 연구」, 원광대학
　　　 교, 2001.

김정우: 「경락의 기화생리에 관한 연구」, 동국대학교, 1991.

김정철: 「外經微言에 나타난 경락론 연구」, 원광대학교, 2008.

김준표: 「황제내경에 나타난 경락과 연위의 개념에 관한 연구」, 대전대
　　　 학교, 1998.

김창희: 「내경의 경맥이론과 동인도 비교연구」, 경원대학교, 2002.

남봉현: 「경락에서의 전위특성에 관한 연구」, 경락연구의 현재와 미래,
　　　 한국한의학연구원 2001.

남봉현: 「경락시스템에 대한 생체물리학적 연구(1)」, 한국한의학연구원
　　　 2001.

손광락: 「경락체계의 형성과 발전에 관한 문헌적 연구」, 동국대학교,
　　　 1999.

손창수: 「경락 기화의 원리와 운용에 관한 연구」, 동국대학교, 2002.

손창수: 「경락체계의 원리론에 대한 연구」, 동국대학교, 1999.

송석모: 「유아사야스오(湯淺泰雄)의 경락학설 연구」, 우석대학교, 2007.

윤주헌: 「영추 맥도편에 대한 연구」, 원광대학교, 1999.

이규종: 「상한론과 경락학설의 상관성」, 조선대학교, 2003.

이재선: 「난경중 경락편에 관한 연구」, 원광대학교, 2004.

장서상(張瑞祥): 「경락에 대한 연구의 새로운 진척」, 제1차 한중 한의
　　　 학세미나, 한국한의학연구소 편 p.87, 1996.

현동철: 「황제 81난경중 경락편에 관한 연구」, 대전대학교, 1996.

山田慶兒 編: 「鍼灸と 湯液の 起源」, 『新發見 中國科學史料の 研究』
　　　 論考篇, 京都大學 人文科學 研究所, 1985.

福建省中醫研究所理論醫史研究室: 「經絡的 起源與發展」, 『福建中醫
　　　 學 4卷 9期, 11期』, 1959.

김유성

|학력 및 경력

    서울고등학교 졸업
    독일 육군사관학교(위탁교육) 졸업
    독일 함부르크대학 소련·동구학 전공
    국가안전기획부(현 국정원) 국제정보 업무 관장
    주독일 한국대사관 참사관
    주베를린 한국총영사관 부총영사
    국제문제조사연구소 연구위원
    에스이텍(주) 대표이사
    경기대학교 대체의학대학원 졸업

경락으로 알아보는 인체

경락의 해부학적 구조 및
기혈의 인체순환 방식

초판인쇄 | 2009년 4월 20일
초판발행 | 2009년 4월 20일

지은이 | 김유성
펴낸이 | 채종준
펴낸곳 | 한국학술정보㈜
주　소 | 경기도 파주시 교하읍 문발리 513-5 파주출판문화정보산업단지
전　화 | 031) 908-3181(대표)
팩　스 | 031) 908-3189
홈페이지 | http://www.kstudy.com
E-mail | 출판사업부 publish@kstudy.com

등　록 | 제일산-115호(2000. 6. 19)
가　격 | 15,000원

ISBN　978-89-534-2193-6 93510 (Paper Book)
　　　978-89-534-2198-1 98510 (e-Book)

내일을여는지식 　은 시대와 시대의 지식을 이어 갑니다.